L'AMI DU CHEVAL

SIMPLES CONSEILS SUR L'ÉLÈVE,

L'HYGIÈNE, LA MÉDECINE ET L'ACHAT DES CHEVAUX

PAR

J. P. MEGNIN

vétérinaire

auteur d'un *Traité des proportions du cheval*, etc.

ARVIS, MERCIBUS ET ARMIS

LIBRAIRIE DE [illegible] LEFORT

IMPRIMEUR-ÉDITEUR

LILLE | PARIS

rue [illegible] de Muyssart, [illegible] | rue des Saints-Pères, 30

L'AMI DU CHEVAL

In-18 jésus. 2e série.

CHEZ LE MÊME ÉDITEUR

ET CHEZ LES PRINCIPAUX LIBRAIRES

PETITE ENCYCLOPÉDIE AGRICOLE

PAR LE Dr J. P. DES VAULX

VOLUMES IN-12 A 1 FR. 50 C.

Contre mandat ou timbres-poste, on reçoit *franco*.

LA VIE DES CHAMPS : santé, bien-être, plaisirs.

L'ATELIER DU LABOUREUR : terrains, défrichements, engrais.

SIGNES DU TEMPS ET TRAVAUX DES JOURS.

LES ANIMAUX DE LA FERME.

LES ANIMAUX NUISIBLES A L'AGRICULTURE.

CE QUE REND UNE VACHERIE : lait, beurre, fromage.

LES PROFITS DE LA BASSE-COUR.

PLAISIRS ET PROFITS DE L'ÉLEVEUR D'ABEILLES.

LES PLANTES DE GRANDE CULTURE.

LES PLANTES SUSPECTES DE LA FRANCE.

L'HYGIÈNE AU VILLAGE.

MERVEILLES DE LA VIE DANS LE CORPS DES ANIMAUX.

LES ÉCONOMIES D'UN VIEUX JARDINIER.

LES REMÈDES SOUS LA MAIN : premiers soins à prendre.

L'AMI DU CHEVAL

simples conseils sur l'élève,
l'hygiène, la médecine et l'achat des chevaux.

PAR

J. P. MÉGNIN

vétérinaire.

auteur d'un *Traité des proportions du cheval, etc.*

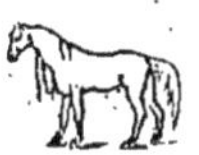

LIBRAIRIE DE J. LEFORT

IMPRIMEUR ÉDITEUR

LILLE — rue Charles de Muyssart, 24 | PARIS — rue des Saints-Pères, 30

1877

AVANT-PROPOS

> La plus noble conquête que l'homme ait jamais faite, est celle de ce fier et fougueux animal....
> BUFFON.

De tout temps on a exalté le cheval; Job, Virgile, Buffon, les poëtes de tous les âges et de toutes les nations l'ont célébré dans leurs pages éloquentes.

Je ne viens pas prendre place à côté de l'écrivain inspiré ni des hommes de génie que je cite; j'ai simplement envisagé la partie pratique de la question, en réunissant des observations et des conseils sur les soins rationnels à donner à ce noble animal et en indiquant les traitements qui lui conviennent, eu égard à ses besoins et aux services qu'on en exige, car la nomenclature serait longue, si on pouvait l'établir, des malheureux chevaux usés avant le temps, morts à la peine, tués par l'incurie et l'ignorance.

Si on savait combien la bonne nature est plus puissante que toutes les recettes de l'empirisme, on la laisserait faire, en ayant bien soin de ne pas la contrarier, et neuf fois sur dix on n'aurait qu'à s'en louer. Je ne veux pas dire pourtant que la coopération des véritables hommes d'étude et de science ne soit pas nécessaire : ce serait nier l'utilité et même l'existence de la médecine ; ce qui est loin de ma pensée. La science existe ; ce sont les vrais médecins qui sont rares ; mais il y a des cas si nombreux où de simples soins, de petits moyens à la portée de tout le monde suffisent généralement ; il est du reste si facile, la plupart du temps, de prévenir bon nombre de maladies par l'application raisonnée des règles de l'hygiène, que je crois faire une bonne action et rendre un véritable service en mettant ces moyens et ces préceptes à la portée de tout le monde.

Ce petit traité est plus hygiénique que médical, parce que je n'oublie jamais, et j'engage mes lecteurs à ne pas oublier non plus, que la médecine générale a classé les moyens hygiéniques en première ligne parmi les agents thérapeutiques; et comme l'hygiène du cheval varie suivant l'âge et les circonstances de temps, de lieux et d'état physiologique, dans lesquelles se trouve le sujet, j'ai été conduit à en diviser les matières de la manière suivante :

Je prends le cheval à son origine, et je le suis successivement à sa jeunesse et dans son âge mûr; de là trois divisions principales ou chapitres, que j'intitule : *la poulinière*, *le poulain*, *le cheval de travail.* Chacun de ces chapitres comprend deux parties, dans lesquelles j'examine successivement l'hygiène qui convient à chaque état, et les maladies qui peuvent survenir dans chacune de ces périodes. Dans ce dernier cas, je donne toujours le traitement le plus simple, le plus à la portée des propriétaires éloignés des villes, souvent suffisant et toujours permettant d'attendre l'arrivée du vétérinaire.

Je termine ce petit traité par un quatrième chapitre consacré au choix du cheval à l'achat.

Mon but, par la vulgarisation de ces connaissances, est de contribuer à l'extinction de l'empirisme, cette plaie des campagnes, et à faire rendre des soins plus justement rémunérateurs de ses services à ce désintéressé et précieux serviteur, le cheval. Si ce but est atteint, mes faibles efforts seront largement recompensés.

L'AMI DU CHEVAL

CHAPITRE I

La poulinière.

On a cru longtemps — on croit malheureusement encore beaucoup trop — qu'il suffit d'un bel étalon, d'un étalon en renom, et surtout d'un étalon anglais, pour avoir, avec n'importe quelle jument, le phénix des poulains ; ce préjugé, avec cet autre répandu par Buffon, à savoir que toutes les races dégénèrent forcément et qu'on ne peut les maintenir que par les croisements, n'ont pas peu contribué à pousser les races françaises à leur ruine, et cette ruine aurait fini par être complète si une heureuse révolution, qui est en train de s'accomplir, n'était venue battre en brèche ces préjugés et démolir l'édifice qui les contenait. Il n'y a pourtant qu'une chose bien simple à faire pour se renseigner à ce sujet, il n'y a qu'à suivre les leçons de l'expérience et de la pratique. Qu'ont fait les Arabes, qui depuis 3,000 ans possèdent une race de chevaux qui s'est toujours maintenue dans sa perfection primitive? Ils choisissent pour reproducteurs les plus beaux et les meilleurs sujets de leur race, et écartent les mauvais et les défectueux; ils attachent surtout une importance capitale aux qualités de la jument; le Prophète n'a-t-il pas dit : « Le ventre des belles juments est une mine d'or. » On sait qu'ils ne s'en défont ni pour or ni pour argent. Dans le Perche, on n'a pas procédé autrement pour faire cette belle race percheronne, une des gloires de la France.

Qu'on choisisse de beaux reproducteurs et surtout de belles juments, et qu'on laisse faire la nature, on aura toujours de beaux chevaux bien appropriés au pays. Car, il ne faut pas se le dissimuler, la nature, la constitution du pays a une influence, d'autant plus grande qu'elle est continue, sur toutes les productions aussi bien animales que végétales. Qu'on essaie de faire des Percherons en Franche-Comté, après deux ou trois générations ils seront tous Comtois. La différence serait bien plus sensible si on prenait des races plus disparates, et même il serait impossible, par exemple, d'essayer de transplanter la race cauchoise en Afrique ; l'expérience a déjà prouvé qu'elle n'y résistait pas. — On déplore la perte de nos anciennes races, limousines et autres ; qu'on laisse faire la nature et qu'on évite avec soin toute espèce de croisements ; après quelques générations, nos anciennes races seront bien vite revenues. Si on trouve les chevaux de cette race trop petits, si on veut qu'ils aient plus de taille, un peu de patience, avec l'essor qui est donné partout à l'agriculture, ce résultat sera atteint sans qu'on s'en doute. Qu'on se garde de vouloir aller trop vite, de vouloir arriver à ce résultat par des croisements avec de grands chevaux ; on ne fera, comme l'expérience très-chère qu'on en a faite l'a prouvé, que de grandes ficelles décousues, à membres grêles et faibles, qui seront usées avant d'avoir pu rendre aucun service. — Qu'on n'oublie pas que la taille est donnée par la mère, et que de petites juments ne peuvent donner que de petits chevaux. — Avec de l'avoine et de bons fourrages en abondance, on peut grandir un produit fait; mais avec des échasses, on ne peut grandir un produit à faire.

Ainsi, il est bien entendu, nous désirons faire un cheval pour un service donné; nous choisissons, pour cela, une jument et un étalon déjà parfaitement appropriés, sous les rapports de la conformation et des qualités, à ce service. — Notons, en passant, que, outre ces qualités spéciales, une jument doit posséder certaines qualités générales sans lesquelles elle ne sera pas une bonne reproductrice : elle doit avoir la croupe large, élevée, le bassin ample, afin que le petit soit spacieusement logé; être bonne nourrice, douce, et pas chatouilleuse; enfin être saine et exempte de tares; ces dernières qualités doivent être, du reste, aussi sévèrement exigées du mâle, car les tares, le mauvais caractère et les prédispositions maladives se transmettent par la génération. L'un et l'autre doivent être d'un âge fait, c'est-à-dire d'un âge où toutes leurs fonctions sont en plein exercice, de six à huit ans par exemple, et même au-dessus, car on peut avoir d'excellents produits à un âge beaucoup plus avancé, mais les bons sont très-rares à un âge plus tendre.

CHAPITRE I

Saillie, Conception, Grossesse.

L'époque de la saillie est le printemps, d'abord parce que la jument portant de onze mois à un an, son produit se trouve naître à une saison très-favorable à son développement, tant par la bonne température qui existe que par l'herbe tendre et succulente qu'on peut lui fournir en abondance ainsi qu'à sa mère ; et puis, dans l'état normal, c'est au réveil de la nature que les chaleurs se développent chez la jument aussi bien que chez les femelles sauvages. Si ces chaleurs n'apparaissaient pas à l'époque voulue, il faudrait les provoquer par une nourriture un peu échauffante et par la société d'un étalon ; les moyens artificiels peuvent être très-dangereux.

Y a-t-il des moyens de s'assurer s'il y a réellement conception ? Dans les premiers temps de la grossesse il n'en existe pas ; le signe qui offre les plus grandes présomptions est la cessation des chaleurs, bien qu'il ne soit pas infaillible. Si l'on veut obtenir plus de certitude, il faut appeler un vétérinaire. Ce n'est que vers le sixième mois qu'apparaît le seul signe non équivoque de la grossesse, je veux parler des mouvements du fœtus : c'est surtout lorsque la jument boit, que les premières gorgées d'eau arrivent à l'estomac, qu'on peut apercevoir les mouvements saccadés du petit, impressionné désagréablement par le froid.

Vers la fin de la gestation, tous les signes s'accusent de plus en plus : le ventre descend, le flanc se creuse, le pis augmente, la jument est lourde et trotte difficilement, la croupe se creuse, et les mouvements du fœtus sont de plus en plus apparents et fréquents. Enfin, dans les derniers jours, le pis est très-tendu et donne du lait en nature ; la croupe est ce qu'on appelle brisée, tant les muscles du voisinage de la queue sont affaissés et relâchés.

HYGIÈNE DE LA GROSSESSE. Les soins qu'exige une jument pleine se rapportent surtout au travail et à la nourriture. Le travail est de toute nécessité, travail sans excès, bien entendu, et on ne doit le cesser que lorsque, quelques jours avant la mise-bas, la bête est tellement incommodée par le volume et le poids de son ventre que la marche en est devenue pénible ; encore, malgré cet état, une promenade quotidienne au pas est-elle instamment recommandée jusqu'au dernier moment. • Les Bédouins, dit M. Hamanz, ont pour principe de ne pas ménager leurs juments jusqu'au neuvième mois de la gestation; ils prétendent que, pour donner de bons poulains, les juments en état de plénitude doivent courir.

Pendant les premiers mois, la nourriture doit être la même qu'auparavant, pas plus abondante, parce qu'il y a alors une tendance à l'engraissement qu'il est inutile de favoriser; mais après, la nourriture doit être plus choisie et moins ménagée. On doit éviter tout ce qui pourrait produire un refroidissement ou une indigestion, tels que l'herbe couverte de rosée ou de gelée blanche, le trèfle ou la luzerne verte en trop grande quantité, les boissons malsaines, toutes causes pouvant provoquer un avortement; on doit insister sur de bons pansages à la main, surtout au bouchon, afin de bien entretenir les fonctions de la peau et par suite la santé; enfin éviter toute cause de blessure ou de dérangements internes, tels que le voisinage des bêtes à cornes, les écuries trop étroites et encombrées, le saut de barrières ou de ruisseaux. Si, malgré ces précautions, un exercice bien entendu, la jument arrivait à terme dans un état d'embonpoint trop fortement accusé, si elle a les veines gonflées, les yeux rouges, la tête lourde, une petite saignée d'un ou deux litres, répétée au besoin, est très-utile, prévient les accidents de paralysie et les trop violents efforts qui pourraient accompagner l'accouchement.

MÉDECINE DE LA GROSSESSE. La jument en état de plénitude peut être atteinte des mêmes maladies que le cheval de travail; pour celles-là je renvoie à la troisième partie de cet ouvrage. Mais il en est quelques-unes qui sont tout à fait dépendantes de l'état particulier de la bête, et qui, heureusement, sont plutôt des indispositions que des maladies; c'est de ces dernières que je veux parler.

L'*œdème* est fréquent chez la jument. C'est un engorgement qui se montre soit sous le ventre, soit aux membres postérieurs, soit aux deux endroits à la fois, et seulement dans les derniers temps de la grossesse. Il est rarement grave, et se dissipe souvent par la simple promenade, par des frictions sèches, par des fumigations de grains de genièvre brûlés sur des charbons sous le ventre (la bête préalablement couverte d'un drap). Si ces moyens ne réussissent pas, il ne faudrait pas s'en inquiéter : l'œdème se dissipera promptement après l'accouchement.

La *toux* est plus dangereuse, parce que, prolongée,

elle peut déterminer l'avortement. Elle peut résulter de la gêne qu'apporte à la respiration la plénitude du ventre, ou d'un engorgement des poumons par suite de l'état de pléthore. Dans le premier cas, il faut diminuer le volume des aliments en augmentant leur qualité : donner des graines ou des racines cuites. — Dans le second, indiqué par la rougeur des yeux, il faut faire une petite saignée. — Dans tous les cas, il faut faire des fumigations de vapeur d'eau de mauve qu'on rend encore plus calmante par l'addition d'une ou deux feuilles de belladone. (On pratique ces fumigations en mettant l'infusion bouillante dans un seau sur l'ouverture duquel on maintient la tête de l'animal, couverte préalablement par un tablier pour le forcer à respirer la vapeur.)

La *constipation*, caractérisée par l'expulsion difficile de crottins durs, secs et noirs, est combattue facilement par de fréquents lavements d'eau de mauve ou de graines de lin. Il est de la dernière importance que cette indisposition n'existe pas au moment de l'accouchement, qui serait rendu par cela beaucoup plus difficile ; si cela était, si les lavements ne suffisaient pas à débarrasser l'intestin, il faudrait le faire avec la main préalablement graissée.

Les *crampes* sont assez fréquentes chez la jument et se remarquent surtout lorsqu'on veut la sortir de l'écurie : les membres postérieurs ne se fléchissent pas, sont raides, et le devant du sabot, ainsi que le boulet, traîne sur le sol. Dans cet état, la bête pourrait tomber et se blesser gravement. Les crampes sont souvent le résultat de trop de repos ; on les combat par des promenades répétées, des frictions sèches avec un bouchon bien dur, ou des frictions d'eau-de-vie camphrée.

L'*avortement*. C'est l'expulsion du produit avant qu'il soit viable. Cet accident est plus fréquent dans les premiers mois de la grossesse, mais plus grave dans les derniers. Comme *causes* de l'avortement, nous avons déjà vu les refroidissements et les indigestions ; en effet, le contact de la pluie, de la neige, des brouillards avec la peau de la jument, de même que l'usage d'une eau trop fraîche quoique saine, sont reconnus comme provoquant fréquemment l'avortement. Une indigestion, quelle qu'en soit la cause, tue ordinairement le fœtus ; une fatigue extrême, les brutalités des conducteurs, les coups, une saillie forcée peuvent produire le même résultat ; sans compter d'autres causes, beaucoup plus mystérieuses, en suite desquelles les avortements sont véritablement épizootiques. — Le fœtus mort est ordinairement immédiatement expulsé ; cependant il est des cas où il se putréfie dans la matrice et est rejeté en pièces décomposées ; d'autres fois il séjourne de longs mois et même des années dans la matrice, où on le trouve complétement desséché comme une momie.

Il y a des *signes précurseurs* de l'avortement, très-peu marqués, il est vrai, et même passant complétement inaperçus quand il a lieu dans les premiers mois. Ces signes sont : gonflement des organes génitaux, plénitude des mamelles, chute du ventre qui n'a plus la rondeur de la bonne grossesse ; enfin hennissements plaintifs, inquiétude, trépignements, frissons, agitation de la queue. La bête se couche et se relève fréquemment, elle urine et fiente souvent ; des glaires s'écoulent par la vulve, d'abord clairs, puis sanguinolents ; il y a fièvre générale, c'est-à-dire bouche chaude et sèche, pouls vite et dur, battements de flancs forts et accélérés, oreilles alternativement chaudes et froides. — Enfin la poche des eaux se forme, et le fœtus est expulsé le plus souvent avec ses enveloppes. — Dans les cas difficiles, heureusement rares, et qui n'arrivent qu'à une époque avancée de la gestation, la mère se livre à des efforts violents et inutiles qui épuisent ses forces, parce que le col de la matrice n'est pas suffisamment préparé ; ou bien ses efforts sont si violents que le vagin et la matrice se renversent. — On comprend que dans ce cas les secours d'un homme de l'art sont de toute nécessité.

L'avortement, surtout quand il est précoce, est ordinairement très-rapide, et passerait souvent inaperçu si on ne trouvait le fœtus mort derrière la jument. — L'avortement tardif peut être beaucoup plus long ; il peut s'écouler jusqu'à huit jours entre la mort du fœtus, décelée par les premiers signes que j'ai indiqués, et son expulsion ; c'est lorsqu'elle est causée par la faiblesse de la mère ou par une maladie organique de cette dernière.

Lorsque l'avortement est effectué, si la mère est de bonne constitution, et surtout si la grossesse était peu avancée, un rétablissement complet au bout de quelques jours en est ordinairement la suite, — avec des soins que nous allons indiquer ; — mais l'avortement peut avoir pour conséquence, soit une inflammation chronique de la matrice, — qui rend la jument ordinairement stérile et nymphomane, c'est-à-dire en état de chaleur continuelle ou trop souvent répété, et qui provoque son dépérissement progressif, — soit une inflammation aiguë de cet organe qui peut entraîner la mort.

Les *soins* à donner à une jument qui vient d'avorter, sont, en première ligne, le repos à l'écurie, — si la bête est ordinairement au pâturage et que le temps soit beau, on peut l'y laisser; — des boissons farineuses tièdes, du barbottage de son et de farine, — peu de foin les premiers jours, — quelques lavements tièdes. — S'il y a un écoulement sanieux par la vulve, et surtout rejet d'un détritus infect dans lequel flottent des os, c'est que le fœtus n'a pas été expulsé, et il y a inflammation chronique de la matrice; alors les secours d'un vétérinaire sont impérieusement réclamés. Il en sera de même si, malgré les soins que nous avons indiqués plus haut, la fièvre, caractérisée par les yeux rouges, le pouls dur et vite, les battements du flanc précipités, la perte de l'appétit continue, car alors il y a inflammation aiguë de la matrice, étendue peut-être à l'enveloppe externe des intestins ou péritoine. Il en sera de même encore s'il y a renversement du vagin ou de l'utérus, accident cependant rare chez la jument.

Après l'avortement, et quoique tous les accidents

consécutifs soient conjurés, il peut persister un engorgement laiteux des mamelles, surtout si l'avortement a eu lieu dans les derniers mois de la gestation; on le combat avec succès par des cataplasmes de terre glaise pétrie avec mi-partie d'eau et de vinaigre.

Accouchement ou parturition.

C'est l'expulsion, par la mère, de son petit vivant et à terme.

Les *signes* indiquant que l'accouchement est proche sont : d'abord l'époque où l'on se trouve, relativement à la saillie; — on se rappelle que nous avons dit que la jument porte onze mois et quelques jours, — puis l'exagération de tous les signes que nous avons déjà cités comme caractérisant la grossesse, à savoir : le ventre avalé, le flanc creux, l'anus enfoncé, les hanches écartées; les urines et les excréments expulsés fréquemment et en petite quantité, le pis très-développé, dur, les mamelons raides laissant couler spontanément quelques gouttes de lait; la vulve gonflée, dilatée, d'où s'écoule un mucus gluant clair; la marche lente, difficile.

Quand le moment est arrivé, la jument est inquiète, agitée ; elle cherche un lieu obscur, se couche et se lève souvent. Enfin, les premières douleurs arrivent : la mère, debout, fait des efforts expulsifs : la vulve s'entr'ouvre, la poche des eaux apparaît, dans le liquide de laquelle on peut sentir distinctement deux pieds — les pieds antérieurs — sur lesquels est posé le museau ; puis cette poche se crève, un flot de liquide est jeté au dehors, bientôt suivi du petit qui sort successivement les deux membres antérieurs sur lesquels repose la tête, le garrot, le tronc et les membres postérieurs ; il tombe doucement sur les jarrets de sa mère, puis sur le sol. Cette dernière pousse de petits hennissements de soulagement et de bonheur, et vient flairer son petit, qu'elle lèche, essuie, débarrasse de son cordon en l'arrachant avec les dents — il est du reste flétri et vide. — Le poulain, après avoir respiré les premières gorgées d'air, après s'être débattu un peu, essaie immédiatement de se lever ; il y parvient après quelques essais infructueux, et a bientôt gagné le pis de sa mère, où il achève de trouver les forces qui lui permettent de gambader quelques heures à peine après sa naissance.

Voilà comment se passe l'accouchement naturel, et c'est ainsi, heureusement, qu'il a lieu dans la grande majorité des cas, chez la jument surtout, si l'on a pris toutes les précautions préparatoires indiquées précédemment.

Les *soins* à donner à la jument qui met bas sont très-simples : on a eu la précaution de lui choisir un endroit spacieux, dans un coin de l'écurie, plutôt sombre qu'éclairé, garni dans toute son étendue d'une épaisse et douce litière; on a eu surtout la précaution, dès l'apparition des premières douleurs, de la laisser parfaitement seule, d'écarter même le palefrenier. Quand l'accouchement doit être naturel, il s'opère toujours mieux avec les seuls secours de la nature qu'avec des aides étrangers, quelque intelligents qu'ils soient; si l'accouchement doit être laborieux, on a toujours le temps d'intervenir. Aussitôt après l'accouchement, il faut bouchonner la jument, la couvrir, lui donner de l'eau blanchie avec de la farine et tiède, la tenir éloignée des courants d'air, et ne pas la sortir les premiers jours, surtout si le temps est mauvais, — lui choisir une très-bonne nourriture, afin que le lait soit abondant, — faire téter le poulain s'il ne le fait pas seul, et même lui traire dans la bouche. — Peu de temps après la sortie du poulain, le *délivre* se détache et tombe, quelquefois même le poulain est sorti avec toutes ses enveloppes ; dans ce cas, il faut s'empresser de l'en débarrasser, car elles pourraient l'étouffer. — Si par exception ces enveloppes, qui constituent le *délivre*, mettaient plus d'un jour à se détacher, on pourrait y aider en attachant à la partie pendante un poids léger comme un petit sac de sable, ou mieux en les tirant avec précaution après les avoir saisies le plus près possible de leur point d'attache, ce qu'on fait très-facilement en introduisant tout doucement la main, préalablement graissée, dans le vagin. Ce n'est que dans les accouchements prématurés que le *délivre* reste obstinément dans la matrice et s'y putréfie; on le reconnaît par le liquide infect qui s'en écoule ; dans ce cas, il faut recourir au vétérinaire pour l'extraire, et il est même bon de le faire dès l'instant qu'il s'est écoulé deux ou trois jours et que la bête n'est pas délivrée. Dans ce cas, on peut aussi aider à la nature par des breuvages spéciaux de rue ou de sabine (une poignée de la plante fraîche infusée dans un litre d'eau), ou simplement du vin chaud.

L'*accouchement* est *laborieux* lorsqu'il se prolonge trop longtemps. Lorsque la jument est depuis quatre ou cinq heures dans les douleurs, il faut rechercher ce qui retarde le part.

Ce retard peut être dû :

A la faiblesse de la mère; — on lui donne des infusions de *rue* ou de *sabine* préparées comme ci-dessus, ou du vin chaud miellé, et on tire légèrement sur les deux pieds antérieurs et sur la mâchoire inférieure du poulain.

A son trop d'ardeur, provenant de son état pléthorique ou de son irritabilité; — on pratique une petite saignée qui détend toutes les parties, calme la bête et facilite ainsi l'accouchement;

Au trop grand volume du poulain; — il faut alors tirer plus énergiquement, en ayant soin de bien graisser les parties qui sont serrées dans le détroit; — on tire au moyen de petites cordes à nœuds coulants passés aux deux paturons antérieurs et à la mâchoire inférieure;

A la mauvaise position du poulain; — toute position, autre que celle déjà décrite, à savoir : la tête, dont on voit le bout du museau, étendu sur les deux pieds de devant allongés identiquement dans la position d'un plongeur qui va *piquer une tête*, ou bien présentation des deux pieds postérieurs avec la queue;

toute autre position, disons-nous, est mauvaise, et tous les efforts que l'on ferait sur un pied seul, ou sur les deux pieds antérieurs sans la tête, ou sur deux pieds postérieurs sans la queue, ou sur deux pieds qui ne vont pas ensemble, seraient inutiles et même fatals à la mère et à son petit; il faut, si on ne peut avoir recours à un homme de l'art immédiatement, quand il y a mauvaise présentation, repousser le tout au fond de la matrice, amener à son ouverture les parties qui vont ensemble, et ne faire de traction que quand le poulain est ramené dans une bonne position ; mais, nous le répétons, ces manœuvres ne se font bien que par un homme expérimenté.

L'accouchement laborieux peut être dû encore :

A ce que le col de la matrice est squirrheux et ne peut, par suite, s'ouvrir suffisamment pour donner passage au petit; à ce que le poulain est mort ou monstrueux. — Dans tous ces cas, il faut, à tout prix, l'intervention du vétérinaire, parce qu'ici il faut jouer de l'instrument tranchant si l'on veut conserver la mère.

Les *soins à la nourrice* doivent avoir pour but principal de provoquer une abondante sécrétion de lait de bonne qualité. A celles qui sont à l'écurie, un râtelier garni de foin de première qualité, et dans la mangeoire des mâches succulentes de blé, d'avoine et d'orge concassées et délayées, des carottes si c'est possible, et de bons barbottages; l'eau doit être blanchie à la farine; — les mâches doivent être salées : — on peut donner aussi avec avantage, surtout si la jument est faible, des soupes et du vin sucré. Si la mère est au pâturage, ce qui est infiniment avantageux pour elle et pour le poulain, les lui choisir abondants et succulents, et toujours ajouter, quand même, de bonnes provendes de graines farineuses. Celles qui travaillent — et dans ce cas on doit les ménager autant que possible — doivent être nourries encore plus abondamment; il faut distribuer les travaux de manière que le poulain puisse téter au moins trois fois par jour. On doit éviter d'exposer les poulinières aux fraîcheurs du matin et du soir, aux ardeurs du midi et aux tourments des insectes; toutes causes qui peuvent influer sur leur santé et sur la qualité du lait.

Les *maladies* auxquelles sont exposées les nourrices sont des engorgements du pis, des inflammations des mamelles. Dans ce cas, il faut à tout prix extraire le lait pour l'empêcher de se coaguler : pour cela, il faut faire téter souvent les poulains, ou traire avec précaution; lotionner les mamelles avec une décoction de mauves et de têtes de pavots, faire des fumigations de vapeur de la même décoction, et même appliquer des cataplasmes de farine de lin. Les mêmes soins sont applicables aux crevasses, et dans tous les cas, éviter d'employer des onguents ou des graisses qui rancissent très-vite et font plus de mal que de bien.

Si un accident vient à priver la jument de son poulain, ou que par suite du sevrage il soit nécessaire de lui faire passer le lait, on la met d'abord à la diète, et, s'il est nécessaire, on lui administre un purgatif; — puis on agit sur les mamelles dont on diminue la tension par de petites traites et par un cataplasme astringent que l'on prépare en délayant de la terre glaise avec mi-partie d'eau et de vinaigre, et dont on barbouille toute la surface du pis.

CHAPITRE II

Le poulain.

Le poulain est né à terme, il est robuste, il s'est levé seul et s'est dirigé vers les mamelles de sa mère; les douces frictions produites par la langue de celle-ci et les premières gorgées de lait qu'il a pris ont achevé de l'assouplir et de lui donner les forces nécessaires pour marcher très-aisément et même gambader.

Si le poulain n'était pas tout à fait à terme, cela se reconnaîtrait à sa faiblesse, — il ne peut se lever, — à la corne molle de ses pieds munis encore de leur coussinet jaunâtre, et surtout au cordon qui n'est pas flétri et est encore plein de sang. Dans ce dernier cas, il réclame beaucoup plus de soins que dans le premier, où la nature en fait tous les frais. — Il faut lier le cordon avant de le couper, sans cela on s'exposerait à provoquer une grave hémorragie. Il faut le soutenir, le soulever, le porter à la mamelle, ou mieux traire du lait et le lui faire boire; le bien frictionner avec un linge de laine. Avec des soins soutenus, et si la mère est bonne nourrice, on l'a vite amené au même point que le poulain à terme.

Quelquefois la mère, surtout quand elle est primipare, c'est-à-dire qu'elle accouche pour la première fois, refuse de lécher son petit; on l'y engage en le saupoudrant de sel, de son ou de sucre. Si elle refuse complétement, on l'essuie avec des éponges et des linges bien doux, et on l'enveloppe chaudement. Si elle refuse de se laisser téter, on l'y contraint en lui mettant le trousse-pied, ou par tout autre moyen. Du reste, quand elle a le pis bien gonflé, douloureux, et qu'elle a éprouvé le soulagement que produit la succion, ces défenses se répètent rarement. — Il faut noter que, pour éviter autant que possible les blessures au petit, on a eu la précaution de déferrer la mère, au moins de derrière, quelques jours avant la mise-bas. — Enfin, si la jument est mauvaise nourrice, si elle n'a pas de lait, ou si elle est morte, il faut trouver une autre nourrice, ou allaiter le poulain artificiellement avec du lait de vache.

Soins aux poulains. Si l'air, la lumière et l'exercice sont nécessaires à tous les animaux de la création pour se conserver en bonne santé, ils sont encore plus indispensables aux poulains pour acquérir un développement complet et un bon tempérament. — Ainsi, quelques jours après sa naissance, il faut se pourvoir d'un bon pâturage, bien disposé et bien exposé, et lui faire passer là, d'abord les bonnes heures du milieu du jour, puis toute la journée, avec sa mère, bien entendu.

Ce pâturage, qui doit être, autant que possible, à proximité de l'écurie, en plaine, plutôt sec qu'humide, parce que c'est à l'influence des pâturages de cette dernière qualité que l'on doit les gros chevaux, mous, lymphatiques, à gros crins, à pieds plats et sujets à la fluxion périodique, comme ceux des bords de la Saône. — Les pâturages des montagnes n'ont pas ces inconvénients, quoique cependant, s'ils sont trop en pente, ils disposent la croupe à s'avaler, comme cela se remarque dans toutes les races suisses et surtout dans celle de Delémont, qui serait si parfaite sans cette défectuosité. — Il ne faut pas oublier que c'est à l'âge de poulains que les influences extérieures ont le plus d'empire, qu'ils sont le plus maléables, et qu'on peut, en quelque sorte et à volonté, modifier leur conformation, combattre leurs imperfections, augmenter leurs qualités et même leur en communiquer de nouvelles, dit M. Magne. Ainsi donc qu'on choisisse un pâturage élevé et en plaine, bien exposé, muni d'abris naturels, comme des bouquets de bois, ou artificiels en planche; couvertes d'herbes succulentes et tendres, tant pour la mère que pour le petit, dont on doit favoriser la première dentition (on sait que c'est pendant les six premiers mois que poussent les premières dents, dites de lait). — L'abondance de la lactation est, du reste, si importante à entretenir que, quelque succulent que soit le pâturage, il faut que la mère trouve toujours à l'écurie de bonnes provendes de grains et de racines.

Aussitôt que le poulain peut manger, il ne faut pas craindre de lui donner aussi de bonnes mâches de pain, d'avoine, de fèves concassées, de carottes. — Cela ne lui nuira jamais, comme on le croit encore dans certaines campagnes : ce n'est pas la graine qui rend les yeux des poulains délicats, ce sont les mauvais pays; les chevaux percherons en mangent à tout âge, et ils n'ont jamais la fluxion périodique ; c'est même en grande partie à cela que cette belle race doit ses remarquables qualités.

Il est bon d'habituer de bonne heure le poulain à se séparer de sa mère : cela est facile si on peut lui donner la compagnie d'autres jeunes animaux de la même espèce ; on les met alors dans un enclos où ils peuvent brouter et s'ébattre tout à leur aise. S'il est seul, il faut, le moins possible, le laisser isolé ; cela le rendrait sauvage ; il faut le caresser beaucoup ; laisser les enfants jouer avec lui ; on ne se figure pas combien cette éducation rend facile le dressage ; c'est là tout le secret des Arabes : chez eux, il fait partie de la famille, vit sous la tente avec les enfants, folâtre avec eux, se laisse monter par eux sans résistance dès l'âge de dix-huit mois, deux ans, et se trouve ainsi, insensiblement, tout dressé.

Sevrage. Quand le poulain a été habitué de bonne heure à manger, comme il a été prescrit ci-dessus, et à se séparer de sa mère facilement, quand, insensiblement, ces séparations ont été rendues plus longues et plus fréquentes, le sevrage se fait naturellement de six à sept mois, et les mamelles ont cessé leurs fonctions à peu près à la même époque. — Si le sevrage n'avait pas eu lieu de cette façon, on le provoque vers cette époque par la séparation complète de la mère et de son poulain : à la première, on fait passer le lait comme il a été prescrit plus haut à l'article avortement ; au second, on donne en abondance des aliments très-nourrissants. — Il ne faut pas cependant que cette séparation soit faite trop brusquement : on fait téter le petit deux fois par jour pendant deux ou trois jours, puis une seule fois, le soir, en même temps qu'on met la mère à la diète, et enfin plus du tout. — L'alimentation du poulain ne doit pas être non plus immédiatement sèche, elle l'échaufferait : il faut donner des racines, carottes, ou pommes de terre, ou navets, qui sont en même temps très-nourrissants et rafraîchissants ; l'alimentation doit être aussi très-variée, pour maintenir l'appétit et fortifier la constitution : les Anglais donnent jusqu'à de la farine de graine de lin.

Lorsque l'allaitement a été artificiel, le sevrage est facile : on substitue progressivement au laitage une nourriture plus appropriée.

Elevage des poulains. Lorsque le poulain est totalement séparé de sa mère, on n'a guère qu'à continuer l'observation des prescriptions données plus haut à propos du sevrage, c'est-à-dire qu'on doit insister sur la quantité et la qualité des aliments. S'il souffre de la nourriture à cette époque, il devient cacochyme, étique, et en porte le cachet indélébile pendant toute sa vie, quand toutefois il ne succombe pas.

Le pâturage et l'air libre doivent être son élément continuel; cependant il est bon de ne pas l'y laisser l'hiver, surtout la première année : on le rentre à l'écurie, où on lui arrange une boxe ou stalle close, où il n'est pas attaché et où tous ses mouvements peuvent se produire en toute liberté. — S'il n'a pas la faculté de se retourner en tous sens, ses mouvements deviennent raides, ses articulations perdent leur flexibilité et sont prédisposées à de graves altérations. — Il est bon cependant de l'habituer à porter le licol et à se laisser attacher à la mangeoire, mais ce ne doit être que par moments très-courts et pendant les repas. — On doit aussi le brosser souvent; cela est nécessaire à l'écurie, mais tout à fait inutile au pâturage. — Nous disons brosser et non pas étriller; car, à notre avis, l'étrille devrait être proscrite des instruments de pansage, aussi bien pour les chevaux faits que pour les jeunes; nous dirons plus loin pourquoi. — On doit l'habituer à se laisser manier, à donner les pieds, à se laisser sangler, et pour toutes ces opérations être avec lui d'une extrême douceur, le caresser souvent et le récompenser de son obéissance par quelque friandise. — C'est par la douceur qu'on fait les chevaux obéissants et maniables. — C'est par la brutalité qu'on fait les chevaux rétifs et méchants.

Lorsque le poulain est plus âgé, on ne doit rien changer aux prescriptions ci-dessus; continuer, autant que possible, le régime salutaire du pâturage. Seulement, il faut commencer à séparer les mâles des femelles, et surtout séparer les poulains des bêtes à cornes et même des chevaux faits; ils pourraient se faire blesser dans leurs ébats; — il faut aussi éviter de leur mettre des entraves qui auraient pour effet de fausser leurs aplombs et même d'altérer leurs articulations encore si tendres.

Dès l'âge de dix-huit mois, on peut faire rentrer les poulains des pâturages et soigner plus spécialement leur éducation : on les attache plus longtemps, on les panse régulièrement, on leur lève les pieds fréquemment, et on frappe avec un marteau sur le sabot, pour les préparer à la ferrure; on leur met des couvertures, des surfaix, une selle, et on commence à les promener en bridon et en main, le tout avec beaucoup de douceur et de caresses. — Il ne faut pas que le régime de l'écurie, auquel on va dorénavant soumettre le poulain, fasse une transition trop brusque avec le régime du pâturage; il faut, par des écuries spacieuses et bien aérées, par des promenades fréquentes, leur rendre en partie le grand air et l'exercice qu'on leur a retranchés; il faut surtout que l'alimentation soit très-abondante et très-variée. — N'oublions pas que c'est par ce moyen et à cette époque de l'adolescence du cheval, c'est-à-dire de deux à quatre ans, qu'on peut lui donner toute la taille et tout le développement que le cheval est susceptible d'acquérir. Qu'on aille voir dans cette belle et riche partie de la vallée de la Garonne comment les éleveurs de Castel-Sarasin font de beaux et grands chevaux avec les poulains venus de Tarbes : — ils les mettent dans de gras pâturages et leur donnent de l'avoine.

Les soins donnés au poulain pendant l'âge de deux à quatre ans sont de la dernière importance; c'est d'eux que dépend l'avenir du cheval. — Si la nourriture est donnée parcimonieusement et surtout si on fait travailler le poulain comme cela se fait dans beaucoup de pays, on est sûr d'arrêter son développement et de n'avoir plus tard qu'un cheval rabougri présentant à la fleur de l'âge déjà tous les caractères de la vieillesse. Il faut donc procéder différemment, mais pas tomber dans l'excès contraire, c'est-à-dire ne s'occuper du dressage qu'après quatre ans, comme on l'a fait en Normandie jusqu'en ces derniers temps : le dressage est alors beaucoup trop difficile et souvent incomplet. Si, au contraire, on s'en occupe dès l'âge de deux ans, si on sait le mener de manière à ce qu'il ne cause aucune fatigue à l'élève, à ce qu'il soit ramené aux proportions d'un exercice salutaire, alors il marche de front avec le développement sans l'entraver, et lorsque le jeune cheval a acquis toute sa force, il est en même temps tout dressé, et on peut sans crainte l'employer à des travaux sérieux.

Le cheval étant un animal porté par ses instincts de sociabilité à obéir aveuglément à son ancien ou à son chef de bande, et étant de plus essentiellement imitateur, le meilleur dressage est celui qui est fondé sur l'observation de ces faits : qu'on mette le jeune cheval à côté d'un ancien, calme et rompu au service, et qu'on fasse semblant de lui faire partager son travail, il aura vite compris ce qu'on demande de lui ; aussi, quelque hautes que soient les destinées auxquelles un jeune cheval de race ou de sang est appelé, qu'on ne craigne pas de le mettre à côté d'un vieux routier qui tire une charrue ou une charrette, il ne s'en trouvera que mieux quand on le mettra au *bracke* pour le dresser aux belles allures. C'est en détournant à son profit cet instinct qui porte le cheval, destiné par la nature à vivre en troupe, à obéir à un chef, que l'homme est arrivé à le rendre domestique; aussi ce détournement ne doit-il pas se faire brusquement, et ce n'est que quand le jeune cheval a appris à travailler en société, qu'on doit l'amener à travailler isolément et à obéir aveuglément à son maître comme à son chef de bande.

Ne pouvant entrer dans de plus grandes considérations sur le dressage, question assez complexe pour exiger à elle seule bien des volumes comme celui-ci, je me borne à ces quelques lignes, et j'arrive aux maladies qui peuvent affecter le poulain et qui sont plus particulièrement inhérentes à son jeune âge.

Maladies des poulains.

Constipation. Lorsque le poulain vient au monde, il a dans les intestins une matière noir-verdâtre, collante comme de la glu, qu'on appelle *méconium*, et que le premier lait de la mère, à ce moment légèrement purgatif, a pour effet d'expulser. Lorsque cette expulsion ne se fait pas, soit par manque de lait, soit que le lait n'ait pas les qualités voulues par suite d'un régime trop sec ou de misère dont aurait souffert la mère, le poulain est constipé. On le reconnaît aux coliques qu'il éprouve, aux efforts inutiles qu'il fait pour fienter; il refuse de téter, il respire vite, il se roule par terre. Si cet état se prolonge, les intestins s'enflamment, et la mort survient dans les coliques et les convulsions.

Le traitement consiste à faire ce que n'a pas fait la nature, c'est-à-dire à purger le poulain; on pourrait lui faire avaler pour cela de l'huile, du beurre fondu tiède; mais le meilleur purgatif consiste à dissoudre 80 à 100 grammes de sulfate de soude dans du lait étendu d'eau, qu'on fait prendre au petit malade dans une bouteille à goulot étroit et avec beaucoup de précautions, sans le faire tousser. — On peut répéter la potion deux jours de suite, mais il est bien rare qu'une seule ne suffise pas.

Arthrite des poulains. Dans les trois ou quatre premiers mois et surtout quelques jours après la naissance, le poulain peut être affecté d'une maladie particulière des articulations ou jointures, qui peut être très-grave et se terminer par des abcès, le dépérissement et la mort. Quelques auteurs croient cette maladie héréditaire. M. Darreau, qui l'a observée dans le Perche, l'attribue à la mauvaise qualité du lait de la mère, et a remarqué qu'elle atteint de préférence ceux que le premier lait ou *colostrum* n'a pas purgés. Tout à coup le petit animal boite, tantôt d'un membre, tantôt d'un autre; les genoux, les jarrets, les boulets sont sensibles au toucher, douloureux; puis ils s'engorgent progressivement, l'appétit finit par se perdre, la fièvre de réaction, caractérisée par la vitesse du pouls et de la respiration et la rougeur des yeux, devient très-forte; souvent des abcès se forment dans les jointures, et le malade finit par mourir d'épuisement. — M. Darreau a calculé que la maladie livrée à elle-même ferait périr dix-huit poulains sur vingt.

M. Darreau traite cette maladie avec succès, au début, en purgeant vigoureusement les poulains; pendant deux ou trois jours, il administre la potion citée plus haut pour la constipation, à savoir 80 à 100 grammes de sulfate de soude en solution dans du lait tiède coupé; puis on change l'état de la mère en la nourrissant mieux et en la ménageant au travail; — on lotionne en même temps les parties malades avec des décoctions de mauve additionnée de morelle noire qui est très-calmante. — S'il survient des abcès, on se garde bien de les ouvrir, on laisse la nature faire seule, puis on les tient propres.

Diarrhée. Elle peut commencer deux ou trois jours après la naissance, et est annoncée par la malpropreté de la queue, salie par une matière grise ou jaunâtre; l'appétit diminue, le regard est triste, le poulain est faible, sa démarche est chancelante, et il est presque toujours couché; — peu à peu il maigrit et tombe dans le marasme. — Quelquefois il y a complication de maladies des yeux, qui deviennent tout blancs, larmoyants et enfoncés.

Cette maladie peut être causée par les mauvaises qualités de la nourrice ou des pâturages où elle se repaît, par les grandes chaleurs ou un travail fatigant qui ont altéré le lait, par un temps froid et humide.

Pour traiter cette maladie, il faut d'abord combattre les causes, changer de nourrice si c'est possible, ou son alimentation, et la laisser reposer à l'écurie. On administre ensuite au petit malade de la tisane de riz additionné de deux ou trois têtes de pavot, — des lavements d'amidon ou de son, — puis de la tisane de feuilles de ronces et d'écorces de chêne ou de saule. — Si la diarrhée résiste, donner de l'eau ferrée, ou de l'eau dans laquelle on a fait dissoudre 1/4 d'once de sulfate de fer ou vitriol vert par litre et par jour.

Anémie ou *cachexie*. Les mêmes causes qui déterminent la diarrhée, et surtout le séjour dans des pâturages humides, marécageux, peuvent déterminer chez le poulain un appauvrissement du sang que l'on a appelé anémie ou cachexie, ou même encore anasarque des poulains. Cette maladie est caractérisée par la maigreur, un poil long, sec et bourru, les yeux et la bouche pâles, — quelquefois un peu de diarrhée, — à la fin un engorgement froid, qui s'étend d'abord sous le ventre et gagne les membres : — le poulain est mou, faible; les crins s'arrachent, les poils tombent par place ; les battements du cœur sont forts ; les crottins mous, de mauvaise odeur ; les urines huileuses. Enfin la mort arrive après un épuisement complet.

Pour traiter cette maladie avec succès, il faut s'y

prendre à temps : retirer d'abord le poulain et sa mère des mauvais pâturages, et les garder à l'écurie si on ne peut leur en donner de meilleurs, c'est-à-dire secs et élevés ; — choisir l'alimentation, donner peu de boissons et toujours blanchies à la farine et ferrées ; — donner à l'intérieur de la poudre de gentiane avec du miel ; mêler des baies de genièvre concassées et du sel avec l'avoine ; faire manger des feuilles de saules et de la chicorée amère ; bouchonner fréquemment la peau, la tenir le plus propre possible, et donner de temps en temps du vin sucré. — S'il y a de forts engorgements sous le ventre ou aux membres, il faut les larder de quelques coups de lancette pour faire écouler l'eau qui les forme.

Vers intestinaux. Les vers intestinaux sont fréquents chez les poulains surtout après le sevrage. — Ils se remarquent chez les jeunes animaux à tempérament lymphatique, de constitution faible, mal nourris, qui habitent les lieux bas et humides. — On reconnaît qu'ils en sont affectés à la maigreur, au mauvais poil, et surtout à la présence de vers dans les crottins. — La présence de ces parasites, de même que celle de toute autre vermine, est plutôt un symptôme de tendance à la cachexie, de faiblesse de tempérament, qu'une véritable maladie; cependant il est bon de les en débarrasser, mais il faut surtout renforcer le sang par quelques-uns des moyens que nous avons indiqués pour la cachexie ; — c'est ainsi qu'on préviendra leur retour. — Pour tous les vers, la suie de cheminée est un excellent vermifuge, on la donne en boulettes préparées avec du miel. — On peut encore donner une cuillerée à café d'essence de térébenthine mêlée à un demi-litre d'huile ordinaire — et faire suivre par un lavement fait avec quatre ou cinq prises de tabac infusé dans de l'eau tiède.

Poux. Comme nous l'avons dit plus haut, les poux envahissent souvent les jeunes chevaux affaiblis, et accélèrent l'amaigrissement par les tourments qu'ils causent; on les en débarrasse facilement en frictionnant toutes les parties qu'ils occupent soit avec de l'huile simple, soit avec une décoction de tabac ou de staphisaigre ; la poudre de la graine de cette dernière plante, connue sous le nom de poudre de capucins, répandue dans le fond des poils, est très-efficace. — Les poux détruits, il faut renforcer le tempérament par quelques tisanes ou poudres toniques de gentiane, d'écorce de chêne, et par une bonne alimentation et de bons pansages à la main.

CHAPITRE II

Persistance de l'ouraque. Lorsque le poulain est encore dans le ventre de sa mère, ses urines s'écoulent et vont faire partie des eaux qui l'enveloppent par un conduit qui passe par le nombril et fait partie du cordon. Lorsque les choses se passent normalement à la naissance du poulain, ce conduit, qu'on appelle l'*ouraque*, est flétri, bouché, ainsi que les autres parties du cordon, et l'écoulement de l'urine se fait par les voies naturelles. Mais, exceptionnellement, on ne sait pour quelle cause, ce conduit reste quelquefois ouvert après la naissance, et les urines s'écoulent par là aussi abondamment que par l'autre voie; si c'est une jeune femelle, il n'y a le plus souvent qu'un suintement qui s'arrête spontanément au bout de quelques jours, l'autre voie étant courte et large, et très-suffisante pour l'écoulement des urines; mais chez les jeunes mâles, cette guérison spontanée est rare, et si on laisse subsister cette infirmité, l'ouverture du nombril s'agrandit, s'irrite, s'enflamme; il se forme une collection purulente, un abcès, et finalement le mal s'étend à l'intérieur et cause la mort du sujet. Il faut donc et au plus tôt s'occuper d'arrêter cet écoulement : on y arrive facilement, au début, en liant le bout du conduit avec un cordon formé de plusieurs doubles de fil de soie. — S'il y a des complications, abcès ou tumeur chaude, il est nécessaire d'appeler un vétérinaire, — parce qu'il y a à faire une opération d'autant plus délicate que les intestins sont très-voisins.

Hernie ombilicale ou *exomphale*. C'est une tumeur qui apparaît plus ou moins longtemps après la naissance, sous le ventre à l'endroit du nombril ; elle a le volume d'une noix, d'un œuf de poule ou même davantage ; elle est molle et s'efface en la pressant, ce qui fait croire au vulgaire qu'elle est formée par de l'air, quand au contraire elle n'est autre qu'une petite portion d'intestin qui passe par l'ouverture du nombril de la tunique abdominale et vient repousser la peau à cet endroit. On sent parfaitement, lorsqu'on a effacé cette tumeur avec la main, l'ouverture qui donne passage à l'intestin ; ouverture qui aurait dû se fermer en même temps que celle de la peau lorsque le cordon s'est desséché, ou qui, mal fermée, s'est rouverte lors des gambades du poulain. Cette infirmité n'expose pas immédiatement la vie, mais elle peut augmenter de volume, et plus tard, lorsque le jeune cheval consommera des aliments plus résistants, l'exposer à un étranglement d'intestin et par suite à des coliques graves.

Lorsque la hernie ombilicale est petite, elle guérit souvent spontanément à mesure que le poulain avance en âge, surtout après le sevrage; aussi dans les premiers mois doit-on se borner à l'empêcher de grossir, en appliquant une sangle en guise de bandage de corps, surtout quand il est au pâturage; mais le meilleur bandage consiste en un emplâtre de poix noire appliqué tiède et embrassant une plus large surface que la tumeur; cet emplâtre, comprimé par un bandage tant qu'il est encore mou, devient très-dur et réduit parfaitement la hernie : aussi, lorsqu'il se détache avec les poils, plusieurs semaines après son application, trouve-t-on souvent la hernie tout à fait guérie. Si, malgré ces précautions, la hernie persiste après le sevrage, si surtout elle augmente de volume, il faut appeler un vétérinaire; car alors il y a un traitement particulier à appliquer, consistant soit en certaines opérations, soit en cautérisations avec des acides, toutes choses qui ne peuvent être faites que par des mains exercées.

Faiblesse des articulations, rétraction des tendons. Il arrive quelquefois que le poulain en naissant a les articulations, et surtout leurs ligaments, tellement faibles, que les premières fois que le poulain se tient debout, il paraît crochu de tous ses membres, tant les aplombs sont faussés : les boulets touchent presque terre, les genoux sont portés en avant comme chez le cheval fortement arqué. Avec l'âge et à mesure qu'il prend des forces, ses aplombs se rectifient, et on peut aider très-efficacement la nature par des frictions d'huile de laurier aux articulations faibles. — Mais l'arçure des membres antérieurs persiste souvent très-longtemps : il faut alors, et tous les jours, essayer de redresser le genou en appuyant fortement, d'une part le creux d'une main au fanon, et l'autre la face antérieure du genou. Cet exercice orthopédique répété pendant quelque temps finit par vaincre la résistance qu'opposent les tendons.

Castration des poulains.

Quelle que soit la barbarie du procédé, il n'est pas moins vrai que le meilleur moyen d'approprier complétement le cheval *mâle* aux besoins actuels de la société c'est de l'émasculer. En effet, en éteignant à jamais ses ardeurs génésiques, aucune partie de ses forces n'est détournée de son service; elles nous sont entièrement consacrées, et on évite de plus les accidents causés par le caractère toujours plus irritable des chevaux entiers. Le cheval hongre est aussi beaucoup plus facile à dresser, plus docile et patient, et moins sujet aux maladies nerveuses, tétanos, vertige, aux hernies inguinales et aux maladies des organes génitaux. La castration, en un mot, contribue à la conservation du cheval et augmente la sécurité de l'homme.

On a bien dit que pour certains services, le roulage et les diligences, par exemple, les chevaux entiers étaient préférables; pourtant, les chevaux comtois, qui de temps immémorial sont tous châtrés, ont toujours fourni d'excellents attelages pour ces services; si les équipages du Rhône et les anciennes diligences de Lyon existaient encore, ils pourraient en témoigner.

Par la castration, on fait du cheval, sous le rapport du caractère, de l'aptitude au service, et même de la conformation, une jument qui n'est jamais en chaleur; mais pour cela, le choix de l'âge, pour pratiquer cette opération, n'est pas indifférent : plus la castration est opérée de bonne heure, plus le cheval ressemble à la jument. Les Anglais le savent depuis longtemps, car ils enlèvent les testicules de leurs poulains aussitôt que ces glandes sont descendues dans les bourses. Dans quelques parties de la France, on commence à comprendre l'avantage d'opérer la castration vers l'âge d'un an ; mais dans d'autres, en Normandie, par exemple, on conserve encore l'habitude de ne châtrer les chevaux qu'à quatre ans. Aussi qu'arrive-t-il? « Leur encolure prend un développement difforme, dit M. Eph. Houel, leur tête grossit et perd sa grâce et sa légèreté, leurs fesses s'amincissent, et puis on augmente les chances de perte, par suite de l'opération, car ces chances de perte sont d'autant plus grandes que l'animal est plus âgé. »

Les méthodes de castration sont nombreuses; elles sont toutes bonnes quand l'opérateur est très-exercé, car il en est de cette opération comme de celle d'arracher les dents : faire vite est la première condition du succès, et pas n'est besoin d'un diplôme pour bien faire une castration ; l'essentiel, c'est d'avoir une certaine habileté manuelle et une grande habitude de la chose.

Les suites de la castration sont rarement graves ; il suffit, pour prévenir les accidents, la fièvre de réaction qui se montre souvent après l'opération, de soumettre le poulain à un régime diététique, de lui donner des racines cuites, de l'herbe, de l'eau blanche; si le pouls est fort, les yeux rouges, on peut faire une petite saignée. Si le temps est froid, pluvieux, si le vent souffle, il faut tenir l'animal à l'écurie, pour éviter l'inflammation du bas-ventre; pour la même raison, il faut dégourdir les boissons, et éviter les aliments froids, couverts de rosée ou de givre. Si le temps est beau, la promenade et le pâturage aident au prompt rétablissement de la santé.

La plaie n'exige aucun soin; il faut seulement tenir propres les cuisses et une litière toujours fraîche.

CHAPITRE III

Le cheval de service.

Nous sommes arrivés à avoir un cheval qui a de quatre à cinq ans, qui est complétement dressé, et parfaitement approprié comme conformation et qualités au service que nous exigeons de lui. Il nous reste à voir quels sont les soins qu'il exige sous le rapport du logement, de la nourriture, du pansage, de la ferrure, et ce qu'il réclame dans le cas d'indispositions ou de maladies. Ce sera l'objet de ce troisième chapitre.

Il y aurait bien, au préalable, beaucoup à dire sur le choix d'un cheval suivant le service auquel il est appelé; mais outre que cela nous porterait beaucoup en dehors du cadre qui nous est tracé, nous n'oublions pas que ce livre est surtout un traité d'hygiène et de médecine vétérinaire usuelles. Pour ce qui est relatif à la conformation et aux proportions du cheval, nous renvoyons à notre ÉTUDE DES PROPORTIONS ET DE LA CONFORMATION DU CHEVAL *suivant ses différents services* (1), que nous avons publiée il y a cinq ans.

Logement.

Les chevaux peuvent vivre à l'état sauvage dans toutes les latitudes habitées par l'homme, quoique, cependant, on ne le trouve guère dans les extrêmes limites du chaud et du froid. A l'état de domesticité, les logements ne leur sont pas indispensables, et les pays sont nombreux où l'écurie est tout à fait inconnue. Le Bédoin attache son cheval par un pied à la porte de sa tente ; le Cosaque le laisse vaguer dans les steppes, où il va le chercher quand il en a besoin, et où il le renvoie une fois son travail fait ; l'Américain en fait de même dans les pampas ; chez les seigneurs russes, les chevaux ont à peine des hangards couverts

(1) Paris, chez Corréard, lib.-éditeur, rue St-André-des-Arts, 3.

même au plus fort de l'hiver, et ils ne s'en portent que mieux : ils acquièrent ainsi une constitution extrêmement vigoureuse. En temps de guerre, les chevaux couchent ordinairement à la belle étoile; au camp de Châlons-sur-Marne, les chevaux passent trois à quatre mois attachés à la corde, et n'ont, quelque temps qu'il fasse, d'autre plafond que le ciel. Eh bien, il est remarquable que, dans ces circonstances, les maladies graves sont plus rares qu'en garnison. — D'où vient alors qu'on fasse usage des écuries? C'est que, dans la vie civilisée, on a besoin d'avoir les chevaux continuellement sous la main; la propriété est trop précieuse pour permettre d'en consacrer de grandes surfaces à leurs ébats; on a besoin d'avoir un local approprié à la distribution économique de la nourriture, où les chevaux hargneux, méchants, gloutons, sont séparés de ceux à caractères opposés, où les malades trouvent un abri contre les intempéries et le froid. — Cependant les écuries, outre l'inconvénient déjà signalé de priver le cheval d'exercice et de grand air, en ont souvent encore de plus grands : elles peuvent être tellement étroites que le cheval n'y trouve pas la quantité d'air respirable nécessaire à l'entretien de la santé; ses émanations ou celles de ses déjections peuvent, en s'y concentrant, vicier l'air et être la cause de maladies très-graves; elles peuvent être humides, froides, au point d'exposer continuellement les chevaux à des refroidissements dangereux, etc.

Puisque l'écurie est un mal, mais un mal inévitable, voyons dans quelles conditions elles peuvent être établies pour être les meilleures possibles.

Les logements des chevaux doivent offrir, relativement à leur position, à leur orientation, à leurs dimensions, à leur propreté, à la disposition des crèches et des râteliers, des conditions de commodité et de salubrité que nous allons examiner.

On choisit l'*emplacement* des écuries en ayant égard à la santé des hommes, à celle des chevaux, à la commodité des services et à celle des travaux : ainsi les écuries ne doivent pas être au rez-de-chaussée des bâtiments habités par l'homme — les émanations du fumier peuvent être dangereuses, — ni sous des magasins susceptibles de produire une poussière qui corromprait l'atmosphère de l'écurie, à moins que celle-ci ne soit plafonnée. Le sol de l'écurie doit être sablonneux ou calcaire, parce que l'argile retient trop l'humidité; son niveau doit être au-dessus de celui du sol extérieur. Il est bon que l'écurie soit placée de telle sorte que le propriétaire ait toujours l'œil sur ses chevaux, et autant que possible à proximité des abreuvoirs, des pâturages, et au milieu des propriétés d'exploitation, pour éviter, autant que possible, les pertes de temps; car c'est surtout dans l'industrie rurale qu'est vrai le proverbe : Le temps, c'est de l'argent.

Le *sol* de l'écurie doit être incliné pour faciliter l'écoulement des urines au dehors; une inclinaison de deux centimètres par mètre suffit. Il doit être pavé; mais ni trop uni, ce qui provoquerait des glissades, ni trop raboteux, ce qui fatiguerait les chevaux; les briques sur champ unies par un bon ciment constituent le meilleur pavage.

La *meilleure exposition* est en France le côté de l'est; l'ouest est humide; le nord trop froid, et le midi trop chaud.

Autant que possible, l'écurie doit être plafonnée ou voûtée, et ce plafond élevé d'au moins trois mètres, et même plus si l'écurie doit loger plusieurs chevaux.

Les *ouvertures*, portes et fenêtres, doivent être éloignées des chevaux, et les fenêtres, en particulier, aussi élevées que possible et larges, afin de permettre une aération complète; et si, malgré ces dispositions, l'air ne se renouvelle pas suffisamment, on pratique au plafond ce qu'on appelle une *cheminée d'appel* : c'est une ouverture communiquant à une ouverture semblable du toit par un entonnoir en planches.

La *litière* est la matière sur laquelle on fait coucher les animaux; elle doit être en assez grande quantité pour observer les excrétions, tenir l'écurie sèche et préserver les chevaux du froid et de l'humidité. C'est la paille qui est ordinairement employée à cet usage, quoiqu'on se serve quelquefois de fougères sèches, de feuilles, de bruyère, de gazon et même de sciure de bois et de sable. Dans tous les cas, la propreté est une condition essentielle de la salubrité des écuries : le fumier altère la corne des pieds, provoque des crevasses aux paturons, et prédispose à toutes les maladies des extrémités en même temps qu'aux maladies du sang par ses émanations; aussi doit-il autant que possible être enlevé tous les jours.

La *grandeur* des écuries doit être calculée de manière que chaque cheval puisse disposer d'au moins 25 à 30 mètres cubes d'air, constamment renouvelé (chiffre fixé par l'Institut).

Une écurie simple, c'est-à-dire à un seul rang de chevaux, doit avoir 5 mètres 50 centimètres de largeur : 4 mètres pour l'emplacement du cheval et pour la mangeoire, et 1 mètre 50 centimètres pour le couloir qui doit se trouver entre le mur et la croupe des chevaux. — Pour la hauteur, plus l'écurie contiendra de chevaux, plus elle sera haute ; elle ira jusqu'à 5 et même 6 mètres s'il y en a beaucoup.

Les portes seront larges, à deux battants, et s'ouvrîront en dehors.

Les fenêtres seront, comme nous l'avons déjà dit, très-élevées, au moins à 2 mètres, et plus larges que hautes. — On a conseillé, dans l'armée, de les garnir de treillage métallique fin au lieu de verre, afin que l'air puisse se renouveler constamment et que les insectes soient écartés ; la chaleur, étant toujours suffisante, n'a pas besoin d'être conservée.

Les *râteliers* et les *mangeoires* sont destinés à mettre la nourriture à la disposition des animaux, sans que ceux-ci puissent la gaspiller, la fouler aux pieds. La hauteur de la mangeoire, sa profondeur, l'écartement des barreaux du râtelier doivent être calculés d'après la taille des animaux ; il faut qu'ils soient à l'aise pour prendre leur nourriture : pour cela, la mangeoire doit être élevée à peu près des trois quarts de la taille des chevaux ; en pierre, elle est plus facile à nettoyer et plus saine que celle de bois ou de fer; le râtelier doit être immédiatement au-dessus de la mangeoire et peu oblique.

C'est après la mangeoire qu'est l'anneau où l'on attache le cheval. — La longe du licol passant dans cet anneau et constamment tendue par un billot en bois fixé à son extrémité est un ancien et excellent système d'attache.

Lorsqu'une écurie contient plusieurs chevaux, il est bon de mettre entre eux des barrières qui les mettent à l'abri de coups de pieds réciproques. Une perche fixée d'un bout à la mangeoire et suspendue de l'autre par une corde qui part du plafond, est un des moyens les plus simples et les plus primitifs. Il sera presque parfait si la perche est garnie de tresses de paille descendant jusqu'au sol, parce qu'il réunira toutes les conditions d'une bonne stalle : mobilité et protection efficace. — Une bonne stalle ne doit pas empêcher les chevaux de se voir : les chevaux qui sont toujours voisins se prennent vite en affection et ne se battent pas; la stalle ne doit pas être immobile, rigide, parce que, dans ce cas, en donnant des coups de pieds il se léserait le sabot, les articulations et même la pointe du jarret; — si la stalle est mobile comme dans le bas-flanc en planches ou la perche empaillée, la violence du coup s'éteint dans le mouvement qui lui est imprimé.

Enfin toutes les parties où le cheval est susceptible de se heurter, telles que angles de piliers, angles de portes, etc., doivent être arrondies, afin d'éviter les blessures.

Aliments.

Les matières qui entrent dans la composition de la ration journalière du cheval de service sont pour l'ordinaire, le foin, la paille et l'avoine, quoique exceptionnellement d'autres graines, des racines de l'herbe, puissent aussi en faire partie. Nous allons examiner successivement ces divers aliments, et forcément d'une manière bien succincte, parce que cette étude pourrait, à elle seule, fournir la matière d'un traité.

Le *foin*, c'est l'herbe des prairies, coupée à l'époque de la floraison, c'est-à-dire au moment où les sucs nourriciers sont encore répandus dans toute la plante et non accumulés dans la graine, et desséchée au soleil par une manipulation particulière qu'on appelle fenaison.

CHAPITRE III

Il y a du bon et du mauvais foin, et entre ces deux points une foule de degrés intermédiaires.

Les qualités du foin dépendent : 1° de l'exposition et de la nature du terrain où il a poussé ; 2° de l'espèce botanique des plantes qui le composent ; 3° de l'époque de la fauchaison ; 4° des conditions dans lesquelles se sont faites la fenaison et la récolte ; 5° du procédé de conservation ou de l'état du magasin ; 6° enfin de l'âge du foin.

Quoique les prairies les plus nombreuses soient celles qui sont établies en plaine sur d'épais dépôts d'alluvion, faciles à arroser et point marécageux, le meilleur foin vient des prés dits de montagne, parce que là les herbes sont plus fines, plus odorantes, plus nourrissantes sous un même volume et donnent plus de feu.

Les plantes de marais donnent de mauvais fourrage qui appauvrit le sang et quelquefois même l'empoisonne, parce qu'il y en a parmi ces plantes de véritablement dangereuses. — Ces plantes se retrouvent encore, mais en petite quantité, dans les prés de plaine ou moyens, et ont tout à fait disparu dans les prés hauts ou de montagne. — En général, les bonnes herbes sont toutes les petites et moyennes graminées ou fenasses, les légumineuses ou celles dont la fleur et la graine ressemblent à celles du haricot ou du trèfle, les composées ou celles qui se rapprochent de la marguerite ou du pissenlit, et les rosacées comme la pimprenelle et le fraisier. — Il faut se méfier des boutons d'or, de l'herbe dont la tige est triangulaire, des queues de cheval, des joncs, des roseaux ; le foin qui les renferme est mauvais et a poussé dans les marais.

L'époque de la fauchaison influe sur la qualité du foin, parce que si cette opération est faite trop tôt, c'est-à-dire avant la fleur, l'herbe n'a pas de goût, elle ne renferme que de l'eau; au moment de la fleur, au contraire, l'herbe est sucrée, savoureuse ; — après la fleur, la plante est fade, coriace, ce n'est plus que de la paille, tous les principes sont accumulés dans la graine. — Le bon moment de couper le foin, c'est donc quand la fleur tombe et que la graine se noue. — Le foin trop mûr est cependant meilleur que le foin mal mûr, parce que l'animal profite de la graine.

Si la fenaison se fait bien par un beau temps, un beau soleil, le fourrage sera bon; — si, au contraire, le foin reste plus de deux jours sur le pré, par suite d'un temps brumeux, s'il pleut surtout à ce moment, le foin perd sa belle couleur vert-bleu, il devient jaune; il perd toute odeur, toute saveur; ses principes nourrissants sont partis, et quelque bien qu'on le sèche après, il ne constitue plus qu'un fourrage très-médiocre et même mauvais.

Il en sera de même si au moment de la fauchaison une inondation vient couvrir le pré d'eau et de vase; la fenaison sera difficile, et le foin sera toujours poussiéreux et lavé.

L'emmagasinage peut aussi modifier beaucoup la qualité du foin; car quelque supérieure qu'elle soit au moment de la rentrée, si le magasin est sur un sol humide, s'il est mal couvert, si les murs sont mauvais et spongieux, le foin se mouille, se pourrit, se remplit de moisissures et d'insectes, cause très-active non-seulement de maladies de peau des plus rebelles, mais encore de maladies de sang, charbonneuses et autres des plus graves.

Enfin le foin qui a plus d'un an perd ses qualités, se brise, devient aussi poussiéreux, et finit par acquérir les mêmes propriétés nuisibles que le foin mal conservé ou mal récolté.

Examiné dans les magasins à fourrages, le bon foin se fera distinguer par les qualités suivantes : sa couleur sera légèrement verte, tirant sur le bleu ; son odeur sera agréable et légèrement aromatique analogue à celle de la flouve odorante, soit que cette graminée existe ou non dans le foin. Il sera composé d'herbes à tiges minces, déliées, souples ou difficiles à casser, garnies autant que possible de leurs feuilles et de leurs fleurs, et appartenant dans la grande majorité de leur tout aux familles des graminées et des légumineuses. La saveur sera douce et sucrée, ne laissant dans aucun cas à la bouche une impression aigre, amère ou acerbe.

Le mauvais foin est pâle, effilé quand il a végété à l'ombre ; gros, velu, quand il vient de lieux humides; — pâle jaune quand il a séjourné longtemps sur le pré ou qu'il a été mouillé par la pluie ; — il a une odeur de moisi, est poussiéreux, quand il a été vasé ou mal conservé ; — enfin il se brise très-facilement quand il est vieux.

Il y a un bon moyen de voir si un foin, quoique ayant bonne apparence, est malsain : c'est d'en battre une botte sur une large feuille de papier blanc, et d'examiner attentivement la poussière qui en est tombée : si dans cette poussière on voit remuer une foule de petits insectes presque imperceptibles, il faut rejeter le foin si on ne veut pas s'exposer à voir la gale ou des démangeaisons interminables envahir les chevaux et peut-être même des maladies typhoïdes et autres. Si cependant on était forcé, par suite de pénurie, à faire usage de ce foin, il n'y a qu'un moyen d'en atténuer les effets : c'est de le battre d'abord de manière à le débarrasser le plus possible de sa poussière et de ses parasites, et de l'arroser ensuite avec de l'eau fortement salée.

La *paille* n'est qu'un aliment supplémentaire pour le cheval ; seule elle ne pourrait le nourrir, mais combinée à des aliments très-nutritifs comme les graines, elle fournit le lest, le volume que n'ont pas ces dernières et qui est pourtant nécessaire à l'accomplissement de la digestion. La paille peut présenter différents degrés de qualité, et on doit, nécessairement, ne consacrer à l'alimentation du cheval que la bonne ; l'autre ne doit être employée que comme litière.

La paille est réputée bonne lorsque sa couleur est d'un jaune clair brillant et uniforme ; les tuyaux minces et flexibles ayant conservé leurs feuilles et leurs épis avec la plupart des balles ; elle est fraîchement battue, son odeur est suave et sa saveur douce et sucrée ; elle est associée à un plus ou moins grand nombre de plantes de bonne qualité qui la rendent ce qu'on appelle fourrageuse. La paille est d'autant plus recherchée qu'elle est plus récemment récoltée ; ce sont les nœuds qui renferment le plus de principes nourrissants.

La meilleure paille est celle de froment, c'est aussi la plus communément employée.

La paille mauvaise est d'une couleur terne, tachée de noir ; elle a une odeur de moisi plus au moins prononcée ; ou bien elle se brise très-facilement ; elle n'a plus de feuilles, plus d'épi et porte les traces évidentes de l'action de la dent des souris ; ou bien elle est mélangée de paille de seigle ou autres qui diminuent sa valeur ; ou bien elle est mélangée de plantes nuisibles, de chardons, de nielles ; ou bien encore elle a été rouillée sur pied. Toutes ces altérations de la paille, comme celles du foin, peuvent être des causes de maladies plus ou moins graves ; et on peut aussi, jusqu'à un certain point, corriger leurs mauvaises qualités par le battage et l'arrosage d'eau salée.

L'*avoine* est l'aliment par excellence du cheval, au moins pour les climats tempérés ; sans elle pas de travaux possibles, pas de vigueur, pas d'énergie. C'est la viande et le vin de l'ouvrier ; le foin ne représente que le pain. Nous avons déjà vu quelle influence elle a sur le développement du cheval, elle n'en a pas moins sur la conservation de ses forces; qu'on se reporte plus loin à la composition des rations suivant les différents services, et on verra que les différences portent surtout sur la dose de l'avoine.

De même que le foin et la paille, l'avoine peut être bonne ou mauvaise.

La bonne avoine a une écorce mince, lisse, lustrée, sans rides, d'où résulte un grain coulant s'échappant facilement de la main ; une odeur presque insensible, une saveur se rapprochant de celle de la noisette ; une farine blanche quelle que soit la couleur de l'écorce ; elle est pure de corps étrangers, terre, sable, poussière, graines inutiles, et même de balles ; enfin pure et propre, elle doit peser 40 kilog. l'hectolitre au moins.

La mauvaise avoine a tous les caractères opposés de la précédente : elle a le grain long, mince, ridé, terne, ne coulant pas, léger, sentant quelquefois une odeur de moisi, d'un goût douçâtre et sucré, et présentant des germons noirs, surtout quand elle a trop javelé ou qu'elle a été mouillée par cupidité. Dans ce dernier cas, pour faire tomber ces germons les marchands la jettent avec force contre un mur et la vannent ensuite ; mais alors le grain porte la trace de la supercherie, il a la pointe brisée, refoulée au lieu de l'avoir aiguë.

La mauvaise avoine peut être aussi dangereuse pour la santé que le mauvais foin ou la mauvaise paille, et on ne pallie que difficilement ses mauvais effets par des vannages répétés et par un mélange de sel.

L'*orge* ne peut pas remplacer l'avoine en France, de récentes expériences l'ont prouvé ; cependant en Afrique et dans tout l'Orient les chevaux ne consomment que cette graine ; c'est que probablement l'orge de ces pays, sous l'influence de leur climat chaud et sec, a des qualités stimulantes que n'ont pas les orges d'Europe.

L'orge est cependant donnée quelquefois avec avantage aux chevaux ; mais ce n'est qu'exceptionnellement lorsque, pour cause de maladie ou de fatigue, ils ont besoin d'être soumis à un régime diététique ou rafraîchissant ; dans ce cas, l'orge, est moulue, et c'est le son et la farine, mélangés et délayés avec de l'eau en forme de bouillie claire, ce qui s'appelle alors barbottage, que l'on administre. Mais, je le répète, ce n'est qu'exceptionnellement que l'on doit donner le barbottage; il ne convient pas aux chevaux qui travaillent, il les affaiblit. C'est dans l'armée surtout que l'on a reconnu les inconvénients de son emploi régulier.

D'autres grains, tels que le blé, les féverolles, sont aussi quelquefois donnés au cheval; mais ce n'est guère que dans le cas de convalescence, ou par les maquignons, pour lui donner un embonpoint factice et trompeur. — Aussi n'insisterons-nous pas sur cet article.

Quant aux racines, on les emploie dans le même cas que le barbottage; la carotte surtout convient particulièrement au cheval : elle le rafraîchit sans le débiliter; aussi est-elle précieuse surtout dans les longues convalescences.

Nous ne terminerons pas ce paragraphe sur les qualités comparatives des substances alimentaires, sans dire quelques mots des *fourrages artificiels*. On appelle ainsi le produit des prairies temporaires que l'on a formées soit de trèfle, soit de luzerne, soit de sainfoin. La grande quantité de produit de ces prairies, leur richesse nutritive d'après les chimistes, la facilité qu'on a de les établir dans des pays tout à fait dépourvus de prairies naturelles, ont fait regarder leur propagation comme un immense progrès agricole ; mais depuis quelques années, on a remarqué une chose, c'est que les animaux, les chevaux et les moutons surtout, nourris exclusivement avec ces fourrages, étaient souvent victimes de maladies terribles. M. Delafond, le regretté professeur d'Alfort, a été un des premiers à le constater. Est-ce que la nature, qui ne fait rien en vain, qui a varié la composition des prairies de manière à mettre continuellement le condiment à côté de l'aliment, la plante stimulante, excitante, à côté de celle qui est exclusivement nourrissante, ne se vengerait pas à sa manière d'une alimentation trop uniforme ? Ou bien est-ce que la récolte de ces fourrages, pour les obtenir à un degré de dessication parfaite, est tellement difficile, à cause du volume des tiges peu en rapport avec celui des feuilles, que, quoi qu'on fasse, ces fourrages subissent toujours un certain degré d'altération, de là développement constant de parasites animaux et végétaux ? Toujours est-il qu'il y a là un fait qui doit inspirer de sérieuses réflexions, qu'on doit, en attendant, préférer les fourrages naturels aux fourrages artificiels, et que l'on sera peut-être obligé, pour conjurer le danger, de modifier la culture des fourrages artificiels, de les mélanger, par exemple, de plantes qui, comme la camomille, la pyrèthre, ont l'avantage d'être d'excellents condiments et en même temps des parasiticides.

La *ration* ou la quantité d'aliments qu'il convient de donner au cheval, est celle qui le met en état de supporter les fatigues du travail auquel il est destiné et qui l'entretient en même temps dans un état médiocre d'embonpoint.

Entretenir le cheval en santé est assurément l'unique moyen de susciter en lui l'entier développement de ses forces ; or la santé est définie : l'équilibre entre toutes les fonctions. Si donc on nourrit assez le cheval pour développer en lui cet embonpoint extraordinaire auquel tant de personnes tiennent et qu'elles considèrent comme le beau idéal, il arrivera nécessairement que cet état ne pourra être produit qu'au détriment de l'équilibre dont nous parlions plus haut, et la santé sera altérée. Un appareil d'organes absorbera, pour le convertir en graisse inutile, presque tout le produit de l'alimentation, et le cheval, rendu incapable d'exercer avec vigueur et énergie ses forces musculaires, deviendra indolent, faible et mou; ou bien il aura un sang trop riche qui le prédisposera aux congestions et surtout à la fourbure.

S'il n'est pas suffisamment nourri, tous les appareils souffriront, et l'animal, have et décharné, ne rendra que de faibles services.

Cependant la quantité, la qualité et la nature des aliments à donner aux chevaux ne sauraient être une et invariable; elles doivent être subordonnées à l'âge, à la taille, à la race, au tempérament, à l'activité de la digestion, au genre de service et à la quantité de travail. Nous ne pouvons mieux faire, pour donner une idée de la variété qui doit exister dans les rations du cheval, que de citer les exemples suivants.

Voici le tableau des rations des chevaux de l'armée, basé sur les différences de taille, de races, et même de service, car on peut remarquer que les chevaux d'artillerie, plus petits que ceux de cavalerie de ligne, ont cependant une plus forte ration; la ration varie aussi, comme on peut le voir, suivant le degré de fatigue du travail, puisqu'elle change suivant que le corps est en garnison, en route ou en guerre.

COMPOSITION DE RATIONS DE FOURRAGES (*Décision minist. du 7 août* 1846).

	Sur le pied de paix et de rassemblement			Sur le pied de guerre.			En route.		Supplément d'avoine en cas de marche milit.	Fournitures du vert.	
	Foin.	Paille.	Avoine.	Foin.	Paille.	Avoine.	Foin.	Avoine.		Vert.	Paille en litière.
	k	k	k	k	k	k	k	k	k	k	k
Carabiniers.	5	5	4,2	7	4	4,6	5,5	5,6	4	50	2,5
Cuirassiers, Gendarmes, Etat-major général, Corps impérial d'état-major; Train d'artillerie, du génie, des équipages militaires, du trésor, des postes, de l'imprimerie impériale et transports auxiliaires.	5	5	3,8	7	4	4,2	5,5	5,2	4	50	2,5
Artillerie, chevaux de selle et de trait des régiments d'artillerie (officiers et troupe), chevaux des officiers des trains.	5	5	3,6	7	4	4,2	3,5	5,2	6	50	2,5
Cavalerie de ligne.	4	5	3,4	6	4	3,8	4,5	4,8	4	45	2,5
Cavalerie légère, chevaux des officiers d'infanterie, du génie, des officiers de santé et d'administration; mulets quelle que soit l'arme à laquelle ils sont attachés.	4	5	3	5	4	3,8	4,5	4,8	8	40	2,5

Il est alloué, pour les chevaux faisant partie des camps de manœuvre et d'instruction, un supplément de nourriture dont l'espèce, la quantité, et la durée sont déterminées par le ministre au moment de la formation des camps.

On substitue quelquefois les fourrages artificiels aux fourrages naturels, lorsqu'il y a pénurie de ces derniers, dans la proportion d'un quart ou de la moitié de la ration ; mais, autant que possible, jamais en totalité. — On remplace aussi quelquefois, suivant les besoins particuliers de certains chevaux, du foin par de la paille, ou par de l'avoine, ou par du son, ou par de la farine d'orge, et réciproquement ; dans ce cas, voici dans quel rapport se font ces substitutions, rapport basé sur les qualités nutritives de chaque substance :

Le foin étant représenté par 1 en poids,

l'équivalent en	foin artificiel	le sera aussi par	1
—	en paille	—	2
—	en avoine	—	1/2
—	en son	—	3/4
—	en farin d'orge	—	2/5

40 kilogrammes de fourrages verts à l'écurie, ou une journée de cheval à la prairie, représentent 12 kilogrammes de foin.

En garnison, le cheval consomme la ration en cinq repas : au premier, qui est donné un quart d'heure après le réveil, on lui distribue le tiers de son foin ; une heure après, lorsqu'on a fait boire, on donne la moitié de l'avoine et on jette le tiers de la paille ; à midi, le dîner se compose du second tiers de foin et de paille ; après le pansage du soir, le reste de l'avoine, puis le dernier tiers de foin et de paille.

On donne l'avoine après la boisson : il serait à craindre, en la donnant auparavant, que l'eau ne fît gonfler les grains dans l'estomac, d'où résulteraient des indigestions ; elle pourrait aussi en entraîner qui ne seraient pas digérés.

Dans les établissements agricoles bien ordonnés, la ration du cheval de travail se rapproche beaucoup de celle du cheval de trait de l'armée : on donne généralement 6 kilog. de foin, 6 kilog. de paille et 6 litres d'avoine. Comme on voit, la quantité d'avoine est plus faible, mais la différence est compensée par la quantité plus forte de foin et de paille.

Les chevaux de la poste de Paris reçoivent par jour,

Foin :	2 k° 500	Paille :	2 k° 500
Pain (1) :	1 k° 500	Avoine :	15 litres.

(1) C'est pour faire une économie de foin qu'on donne du pain.

On donne aux chevaux de diligences et d'omnibus 18 à 20 litres d'avoine par jour, et à ceux des voitures particulières 12.

Dans des moments de disette, on a remplacé l'avoine par des pommes de terre cuites mélangées avec de la paille hachée, et on s'en est bien trouvé.

La quantité de *boisson* doit varier non-seulement selon la taille et le tempérament, mais encore selon le climat, la saison, le genre de travail, l'abondance de la transpiration et la nature de l'alimentation; mais on n'a pas à s'occuper du dosage; que le cheval reçoive sa boisson à l'écurie ou à l'abreuvoir, il doit boire à satiété; il faut éviter par-dessus tout de lui donner de l'eau trop froide; l'eau courante est préférable à l'eau de puits ou de fontaine et doit toujours être pure.

On fait ordinairement boire le cheval deux fois par jour, la première le matin, la deuxième le soir. En général, toutes les fois que le cheval a été échauffé par un violent exercice, il ne faut lui présenter de l'eau qu'une heure après sa rentrée.

Si on veut rendre la boisson alimentaire, on la blanchit avec un peu de farine.

CHAPITRE III

Pansage.

Le *pansage* ou pansement de la main est une opération hygiénique qui a pour but de nettoyer la peau du cheval des impuretés qui la recouvrent et qui proviennent soit de l'extérieur, soit des sécrétions de ce tégument même. Le pansage, outre l'effet de propreté, opère une action physiologique d'une incontestable puissance : il excite la peau, active la circulation et toutes les secrétions cutanées, facilite la transpiration insensible, et par contre-coup se fait sentir sur les appareils digestifs et respiratoires qui sont dégagés d'autant.

Le pansage est indispensable aux chevaux qui travaillent beaucoup et qui sont nourris à l'écurie ; il leur assouplit les articulations, rend les chairs fermes et le poil brillant. Mais le pansage doit être pratiqué avec mesure : en le renouvelant trop souvent on enlève la couche inerte qui recouvre la peau et qui doit la préserver de l'impression trop vive de l'extérieur. Les chevaux dont la peau est continuellement surexcitée sont sensibles, transpirent beaucoup et sont facilement impressionnés par les intempéries ; ils offrent moins de résistance aux causes morbifiques. Aussi beaucoup d'hygiénistes proscrivent-ils l'étrille et pensent, avec beaucoup de raison, qu'on peut nettoyer parfaitement et suffisamment la peau du cheval avec la brosse et le bouchon.

Les chevaux qui restent continuellement dehors, comme les chevaux arabes, ne sont jamais pansés; on se contente de les laver de temps en temps et complétement, surtout pendant les chaleurs, et ils se trouvent très-bien de ce système.

Les lavages fréquents des membres du cheval à l'eau fraîche est du reste une excellente pratique dans nos pays, ainsi que les bains froids pendant l'été.

Pour la saison d'hiver, certains chevaux se couvrent quelquefois d'une toison longue et fourrée qui les rend très-difficiles à sécher lorsqu'ils ont été couverts de sueur. Pour ceux-là, la pratique de la tonte produit d'excellents résultats, quoiqu'elle paraisse de prime abord peu rationnelle; ils sont frileux pendant quelques jours, mais ils s'accoutument bien vite à cet état; ils deviennent gais, prennent de l'embonpoint, suent rarement, et dans tous les cas sont facilement séchés et tenus propres. — Ce procédé suffit quelquefois pour changer complétement l'état de certains chevaux qui sans cela seraient restés malingres, maigres, mous, par suite de l'absence de fonctionnement de la peau.

Un bon pansage fait à la brosse, au bouchon et à l'éponge, régulièrement tous les jours, est bien suffisant; on entretient ainsi très-facilement la propreté et les fonctions de la peau.

Ferrure.

C'est la civilisation, la création des routes empierrées, du pavage des villes, qui a nécessité l'invention de la ferrure. Les anciens ne la connaissaient pas : pour préserver les pieds de leurs chevaux, ils couvraient le milieu de leurs voies de larges dalles bien unies et mettaient des sortes de sandales attachées avec des liens en cuir à ceux qui souffraient des pieds. Encore aujourd'hui, dans les pays qui ne possèdent pas de routes, où le terrain n'est pas rocailleux, on ne ferre pas les chevaux, ou du moins on ne le fait qu'exceptionnellement. Nos spahis du Sénégal n'ont pas de maréchaux à leur escadron, parce que leurs chevaux ne sont pas ferrés et n'ont pas besoin de l'être.

La ferrure a de grands inconvénients : elle empêche le jeu de l'élasticité du sabot, qui a besoin à chaque appui de s'ouvrir par derrière comme le pied du bœuf s'ouvre par devant; elle provoque son rétrécissement qui peut aller jusqu'à faire boiter le cheval d'une manière irrémédiable, ou tout au moins à rendre la marche incertaine, à fausser les aplombs, à provoquer la chute du cheval. Elle rend aussi l'ongle cassant, souvent les pieds plats, sensibles, et expose le cheval à une foule de blessures, soit par les instruments du maréchal, soit par le fer lui-même.

Et pourtant la ferrure est indispensable dans nos pays, parce qu'un cheval ne marcherait pas longtemps sur les routes empierrées ou le pavé de nos villes sans avoir les pieds en sang. La bonne ferrure sera donc celle qui conservera au pied l'intégrité de sa forme et la liberté de ses mouvements, et au membre la régularité de ses aplombs. Pour remplir ces conditions, il faut :

1° Donner au fer une *tournure* exactement modelée sur les contours du pied ;

2° L'*ajuster* de telle façon que quand le fer est posé l'assiette du membre sur le sol se rapproche autant que possible de l'assiette naturelle ;

3° Concentrer les *étampures* dans les parties antérieures de l'ongle autant que cela est compatible avec la solidité de l'attache du fer, afin que la présence des clous gêne le moins possible le jeu des talons ;

4° Laisser la sole libre dans ses mouvements et exempte de toute compression par la disposition de la concavité de l'*ajusture ;*

5° Conserver à l'ongle, en rognant ses parties en excès par un *parage* bien entendu qui porte plus en pince qu'en talon, ses proportions naturelles, afin que la répartition du poids du corps sur les os et sur les tendons de suspension s'effectue régulièrement ;

6° Enfin donner au fer une *épaisseur* égale partout, de manière que toutes les parties du pied auquel il est surajouté se maintiennent les unes par rapport aux autres dans les mêmes conditions de hauteur.

Il est, de plus, nécessaire de renouveler assez souvent la ferrure, pour que la poussée de la corne qui a lieu d'une manière continue, et dont le fer empêche l'usure naturelle, ne vienne pas fausser les aplombs. — Ce renouvellement doit se faire en moyenne tous les trente jours, que le fer soit ou non usé.

La ferrure doit aussi varier suivant les services des chevaux et la nature du sol sur lequel ils marchent.

Pour les chevaux de selle, de luxe en général, les fers doivent être dégagés, et pour ceux de hâlage, larges, afin d'augmenter le point d'appui qui doit être pris sur le sable mouvant des rivières; — ils sont très-épais et à crampons pour ceux qui fournissent un travail lourd sur les pavés; enfin ils sont non-seulement à crampons, mais encore à *grappes* dans les pays où les hivers sont rigoureux.

On emploie souvent des fers particuliers soit pour remédier à certaines défectuosités du pied, soit pour compléter des pansements appliqués à cette région. — Nous parlerons de ces fers dits chirurgicaux dans les articles spéciaux des maladies du pied.

Soins des chevaux qui travaillent.

Lorsqu'un cheval est bien conformé pour le travail auquel il est affecté, s'il est bien nourri, bien pansé, il peut en faire beaucoup sans se fatiguer; il en sera de même lorsque, travaillant de compagnie, on a bien appareillé les travailleurs sous le rapport de la force, de la taille, de l'allure, et qu'on les a harnachés convenablement.

Le cheval est fort et robuste ; il peut se reposer et dormir debout, mais il y a une limite à ses forces : la répétition incessante d'une fatigue excessive peut développer de graves maladies ; on est même à peu près d'accord pour reconnaître que c'est la principale cause de la *morve*. Il faut qu'après le travail le cheval soit encore gai et ingambe, c'est la meilleure preuve qu'il n'y a pas eu d'excès.

Si l'excès de travail peut compromettre gravement la santé du cheval, l'excès de repos est presque aussi nuisible ; il a besoin de faire souvent de l'exercice : s'il reste en repos pendant quelques jours, ses membres deviennent gros et empâtés, ses articulations raides, la circulation languit, et les humeurs séjournent dans les parties déclives ; il se forme des enflures sous le ventre, au fourreau, aux boulets : la vivacité disparaît par l'inaction avec l'énergie, et le cheval n'est bientôt plus apte à travailler.

« On doit charger et conduire les chevaux de manière qu'ils emploient toutes leurs forces ; il faut seulement les ménager pour qu'ils puissent, au besoin, donner un coup de collier, surmonter un obstacle. Les solipèdes bien soignés, bien nourris, peuvent faire beaucoup de travail. En général, on ne les nourrit pas assez bien et on ne leur fait pas faire assez de travail. On perd ainsi la ration d'entretien des bêtes dont on pourrait se passer. Il y a peu de fermes où il n'y ait pas avantage à supprimer un cheval sur trois; car deux bêtes copieusement nourries feraient facilement le travail de trois qui seraient médiocrement entretenues. » (MAGNE.)

Ainsi, en résumé, qu'on n'oublie pas qu'un cheval *surmené* est vite *ruiné*, surtout s'il est jeune, et si à l'excès de labeur se joignent le défaut d'un repos suffisamment réparateur, l'insuffisance et la mauvaise qualité de la nourriture; et que le temps de repos nécessaire à un cheval doit avoir une durée double de celle du travail.

Maladies.

Qu'on ne s'attende pas à trouver ici un traité de médecine vétérinaire susceptible de remplacer en toute occasion l'homme de science; l'espace est d'abord beaucoup trop exigu, et puis pourrait-on tout dire, qu'il y aurait une foule de choses tout à fait hors de la portée de ceux qui n'ont pas fait une étude spéciale de cette science. Comme c'est spécialement pour ceux-ci que j'ai rédigé ce petit livre, je ne dirai donc que des choses qu'ils puissent comprendre; je donnerai l'indication des soins applicables immédiatement avec le moins de préparations possibles, à la portée du propriétaire ou du fermier, pour toutes les maladies légères où l'on peut se passer du vétérinaire, ou tout au moins avec lesquels on peut attendre son arrivée.

A la fin de ce chapitre, je donnerai la liste des quelques médicaments qui doivent toujours composer la petite pharmacie de la ferme, et qui, avec les autres ressources qu'offre la maison, permettent de parer aux premiers accidents.

ABCÈS. C'est une tumeur qui se développe sur une partie quelconque du corps et qui est causée soit par un coup ou une contusion antérieure, soit par un dépôt d'humeur accompagnant une maladie dépuratoire comme la gourme.

La tumeur est d'abord chaude, dure, douloureuse; puis elle se ramollit en même temps que les premiers symptômes se calment, et finit par donner la sensation d'un liquide dans une poche, et enfin par se percer toute seule et donner écoulement à du pus.

On aide à la maturité de l'abcès par des applications

répétées de graisse ; puis, quand il est percé, soit qu'on l'ait fait avec un canif (dans ce cas il ne faut pas craindre d'ouvrir largement), soit que cela soit arrivé naturellement, on l'entretient très-propre et on le panse avec des étoupes trempées d'eau-de-vie, en ayant bien soin d'empêcher l'ouverture de se fermer avant que le fond de la poche soit rempli.

L'abcès vient surtout sur le garrot, sur les côtes, partout où porte le harnachement; — dans la gourme, il vient surtout entre les ganaches et en dessous de l'oreille; — dans ces deux cas, il vaut mieux le laisser s'ouvrir seul, de même que s'il se développait sur une jointure ou sur le ventre.

ALBUGO. C'est une taie blanche qui persiste sur la vitre de l'œil après un coup ou une inflammation de cet organe. Du sucre candi en poudre très-fine et soufflé dans l'œil avec un tuyau de plume le fait quelquefois disparaître.

AMAUROSE ou *goutte sereine*. C'est une perte de la vue par suite de la paralysie du nerf optique ; aussi l'œil est-il aussi beau, aussi net que s'il était sain, et on ne s'aperçoit qu'il ne fonctionne pas que parce qu'il est insensible aux excitations de la main, qui effraieraient tout autre cheval bien voyant. Un vésicatoire sur la salière, suivi d'application de pommade à base de noix-vomique, a quelquefois guéri cette infirmité; mais nous conseillons, pour appliquer ce traitement, de recourir aux conseils d'un vétérinaire.

ANGINE, *esquinancie*. C'est un fort rhume de gorge, causé le plus souvent par un refroidissement, le cheval étant en sueur.

On la reconnaît à la toux rauque et douloureuse, à la difficulté d'avaler les aliments et surtout les boissons qui reviennent par le nez, à la sensibilité de la gorge.

Il faut tenir le cheval bien chaud à l'écurie, lui donner à boire de l'eau dégourdie et blanchie, le tenir au barbottage et à la paille; lui appliquer autour de la gorge, en cravate, un emplâtre de farine de moutarde délayée avec de l'eau et du vinaigre que l'on fait suivre d'une chaude enveloppe en peau de mouton; — lui faire prendre des fumigations de vapeur d'eau de mauve, — et lui administrer tous les matins, à jeun, du miel sur des tranches minces de pain.

Si le mal s'aggravait, faire une petite saignée et mettre une couche de vésicatoire au même endroit que la moutarde.

Enfin, s'il y a danger de suffocation, si la difficulté

de respirer augmente, vite chercher le vétérinaire, car il y a une opération à faire, la *trachéotomie*, seul moyen d'empêcher le cheval d'étouffer.

APOPLEXIE. C'est un transport de sang soit au cerveau, soit sur les intestins, soit dans les sabots. (Voyez *Vertige*, *tranchées rouges*, *fourbure*.)

ASPHYXIE. C'est la mort résultant d'un empêchement complet de la respiration. Elle peut être une conséquence grave de l'angine ou esquinancie, d'un empétrage dans les harnais lors d'une chute, d'une mauvaise position à l'écurie, d'un séjour forcé dans une atmosphère de fumée, lors d'un incendie, par exemple, ou d'une immersion dans l'eau, ou d'un breuvage donné sans précaution.

La première chose à faire, c'est de rendre toute liberté à la respiration en dégageant le cou de ses entraves et en amenant le cheval au grand air, — frictionner vigoureusement toutes les parties du corps avec de l'essence de térébenthine et administrer des lavements d'eau de tabac.

ATTEINTES. C'est une contusion ou blessure le plus souvent produite par le fer du cheval qui suit ou qui marche à côté, ou enfin que le cheval s'est donnée lui-même en se heurtant un pied contre l'autre.

Toute atteinte légère se guérit en peu de temps avec de simples soins de propreté et des lotions d'eau salée fréquemment appliquées. S'il y avait une coupure un peu profonde, suivie le lendemain ou le surlendemain d'enflure plus ou moins prononcée, on active singulièrement le travail réparateur de la nature par l'application d'un petit vésicatoire couvrant toute l'enflure.

BLEIME. C'est une contusion des tissus sous-cornés de la face plantaire du pied, ordinairement au talon, et causée soit par une mauvaise ferrure, soit par une pierre prise entre la branche du fer et la sole du pied.

On la reconnaît d'abord à la boiterie, puis, après avoir déferré et paré le pied, à la tache rouge que présente la corne en talon.

Il faut, avec la corne du boutoir du maréchal ou mieux avec la remette, enlever cette corne tachée, jusqu'au fond et même jusqu'au vif, car il y a quelquefois de la suppuration dessous; puis appliquer un tampon d'étoupes imbibé d'eau-de-vie que l'on serre fortement avec le fer.

BLESSURES. Voyez *Atteintes*, et appliquer le même traitement, en ayant soin, si la blessure est produite par une pièce du harnachement comme la sangle, d'éviter le renouvellement de la cause tant que la guérison ne sera parfaite.

BOITERIE. La boiterie peut avoir diverses causes, depuis la blessure sur l'une quelconque des parties du membre jusqu'à la lésion de l'une ou de plusieurs de ses articulations.

Comme les blessures du pied sont les plus fréquentes, il est une règle dont on ne doit jamais se départir : c'est, lorsqu'un cheval est boiteux, de déferrer d'abord et d'examiner attentivement le pied, qui peut être le siége d'un *clou-de-rue*, d'une *enclouure*, d'une *bleime*, d'une *seime*, d'un *resserrement des talons*, ou *encastelure*, etc. (Voyez tous ces noms.) Ce n'est que quand on n'a rien trouvé dans le pied qu'on examine le reste du membre : le boulet peut être chaud et douloureux, il y a *effort de boulet;* il peut y avoir des *molettes;* le canon peut être le siége de *suros*, d'*exostoses;* le tendon peut être engorgé, présenter une grosseur chaude, il y a *effort de tendon* ou *nerf ferrure;* le genou peut être contusionné ou *couronné;* l'épaule peut être le siége d'un *écart;* le jarret peut présenter le développement d'un *vessigon*, d'un *capelet*, d'une *jarde*, d'un *éparvin*, d'une *courbe*; l'articulation de la hanche peut être malade et être le siége d'un *écart de derrière*; toutes lésions qui réclament chacune des traitements particuliers et que nous verrons séparément. (Voyez ces mots).

BRONCHITE. *Catarrhe-bronchique, rhume de poitrine.* C'est la même maladie que l'angine, sauf que son siége est plus profond ; il n'y a pas la même gêne de la déglutition, l'eau ne revient pas par le nez, la gorge n'est pas sensible ; la toux est aussi fréquente et plus creuse au début, elle devient grasse après et s'accompagne d'un jettage blanc épais coulant par les deux naseaux et tombant par gros flocons.

Les précautions hygiéniques et le traitement sont les mêmes que pour l'angine, moins la moutarde et le vésicatoire qu'on remplace par un séton poitrail.

Si malgré le traitement la maladie s'aggravait, s'il survenait une forte fièvre, battements de flanc, inappétence, prostration, il faudrait vite recourir au vétérinaire, parce qu'il y a danger de *fluxion de poitrine* ou de *pleurésie*.

CERISE. Lorsque l'on a dégagé une bleime, un clou-de-rue, une enclouure, et que le pansement consécutif n'a pas été convenablement serré ou même négligé tout à fait, il survient une excroissance de chair, ronde, rouge, douloureuse, qu'on appelle *cerise*. Il suffit de la couper à raz, de la laisser saigner un peu et d'y appliquer une couche de suie de cheminée avec des étoupes fortement serrées par le fer.

CLOU-DE-RUE. Lorsqu'un cheval se plante sous le pied, en marchant dans la rue ou dans tout autre lieu, un clou ou tout autre corps pointu qui fait une blessure à la sole, cette lésion porte le nom général de *clou-de-rue*.

La gravité de cette blessure est très-variable suivant l'endroit de la sole lésée, suivant que le clou est vieux, neuf ou cassé, suivant qu'il s'est enfoncé plus ou moins profondément : près de la pointe de la fourchette ou des talons, le clou-de-rue est moins grave qu'au milieu qui correspond à l'articulation du pied ; un clou neuf fait moins de mal qu'un vieux, surtout s'il est bien entier, parce qu'une blessure nette est plus facile à guérir qu'une blessure déchirée.

Quand le mal est léger, et surtout quand le clou a été retiré de suite, il suffit souvent de mettre le pied dans l'eau fraîche deux ou trois fois par jour ; si le cheval persiste à boiter, on fait dégager l'ouverture du trou par le maréchal jusqu'au vif, et on applique dessus des étoupes imbibées d'eau-de-vie ou d'essence de térébenthine maintenues par une plaque de fer. Si la boiterie persiste et surtout augmente, si le cheval a de la fièvre, il faut s'empresser d'appeler le vétérinaire, car il y a une opération très-délicate à faire.

COLIQUES. Les coliques sont des douleurs de ventre qui peuvent avoir diverses causes : tantôt elles sont simplement nerveuses et résultent de l'impression vive du froid sur les intestins, comme celle que produit de l'eau froide bue goulûment; tantôt elles sont le résultat d'un embarras gastrique ou intestinal produit par des aliments ou par des gaz qui circulent difficilement; tantôt c'est le résultat d'une indigestion; tantôt c'est un commencement d'inflammation des intestins. Enfin ce peut être un coup de sang, une véritable apoplexie sur les intestins ou un nœud qui s'y est formé; ou bien ils sont étranglés par une hernie, ou il y a une déchirure quelconque.

Cet aperçu des causes des coliques les classe en même temps suivant leur gravité : autant dans le premier cas elles ont peu d'importance, autant dans le dernier elles peuvent avoir de terribles conséquences.

Le cheval qui a des coliques est inquiet, agité; il trépigne, il se couche, se relève, quelquefois se roule violemment ; le flanc bat vite, les narines sont très-ouvertes ; il y a refus complet d'aliments. Si les coliques sont très-graves et produites par les dernières causes signalées, les yeux sont fortement injectés, très-rouges, l'agitation est extrême, il y a comme des accès de frénésie ; la face est anxieuse, grippée ; des sueurs couvrent le corps et surtout l'avant-train de manière à produire un filet continu sous le ventre. — Lorsque le malade se roule, il garde souvent des positions extraordinaires ; ou bien il s'asseoit sur son derrière comme un chien, ou bien il cherche à se maintenir sur le dos les jambes en l'air.

Dans les coliques légères ou peu graves, il suffit d'administrer un breuvage composé de deux cuillerées d'éther dans un litre d'eau froide, ou bien trois quarts de litre d'huile d'olive et un quart d'eau-de-vie, puis quelques lavements d'eau tiède dans laquelle on a délayé un peu de savon ; bouchonner vigoureusement autour du ventre et promener à l'air.

Si les coliques sont graves, l'intervention du vétérinaire est indispensable ; en attendant, on peut faire une forte saignée de trois ou quatre litres, et observer les mêmes prescriptions que ci-dessus, en insistant surtout sur les breuvages à l'éther.

On reconnaît que les coliques sont passées quand il urine et fiente facilement, qu'il lâche des vents, qu'il se secoue fortement et qu'il tire sa paille. — Il faut le laisser au moins vingt-quatre heures à un régime doux, à la paille, au barbottage et aux boissons blanchies.

CONTUSIONS. C'est une meurtrissure des tissus, sans plaie à la peau, par suite de coups, de chute, de pression ou de frottement d'un corps dur. On les traite comme les *atteintes*. (Voyez ce mot.)

COR. C'est une contusion dont la cause a été tellement active et répétée qu'il y a mortification d'une partie de la peau ; ce qui se reconnaît à sa couleur noire, aux poils qui la recouvrent, qui sont aplatis, comme collés, et au son de cuir tanné qu'elle donne quand on frappe dessus.

Il ne se présente guère que sur les parties où porte la selle ou le collier, le garrot, les côtes, l'épaule.

Toute portion de peau morte doit être détachée : c'est pour arriver à ce but que la nature provoque par dessous et autour une inflammation suppurative, que l'on peut aider par des applications de graisse ou de vésicatoire. Une fois le cor tombé, on panse la plaie comme une plaie simple.

CORNAGE. C'est une infirmité caractérisée par un bruit rauque qui se produit dans la gorge, surtout quand le cheval travaille, et qui persiste indéfiniment : aussi est-il classé parmi les vices rédhibitoires.

Il y a quelquefois cornage, mais alors il n'est que temporaire, dans l'*angine* ou rhume de gorge. (Voyez ce mot.)

Le cornage chronique, étant une infirmité permanente, ne peut être traité ni même pallié; pour donner au cheval qui en est affecté plus de facilité de respirer et le préserver de suffocation, on pratique quelquefois la *trachéotomie*. C'est une opération qui consiste à faire une ouverture à la gorge que l'on garnit d'un tube approprié.

CORYZA. C'est ce que l'on appelle vulgairement un rhume de cerveau. Il peut avoir les mêmes causes que l'angine, qu'il complique souvent, et est caractérisé par un jetage épais, floconneux, coulant par les deux narines. Quand il n'y a pas complication d'angine ou de bronchite, le cheval ne tousse pas et conserve tout son appétit. Il s'accompagne ordinairement d'une glande flottante au milieu de l'auge.

C'est une maladie légère qui cède facilement à de bons soins hygiéniques. Tenir le cheval chaudement, lui donner à boire tiède et blanc, du barbottage et des fumigations de son bouilli.

Le coryza est souvent une manifestation de la *gourme*. (Voyez ce mot.) S'il persiste longtemps, et surtout s'il n'a lieu que d'un côté, et s'il s'accompagne d'une glande dure, bosselée, collée contre l'os, il faut se méfier de la *morve* et le soumettre à l'examen d'un homme expert.

COUPURE. (Voyez *Atteintes*.)

CRAPAUD. On a cru longtemps que le crapaud était un ulcère rongeant, creusant dans les tissus du pied et pouvant détruire jusqu'à l'os. Si ce résultat est arrivé quelquefois, il a été plutôt provoqué par les eaux-fortes et autres caustiques employés pour le détruire que par la maladie elle-même.

Le crapaud n'est qu'une dartre du pied, mais une dartre quelquefois très-rebelle, commençant à la fourchette et pouvant envahir non-seulement tout le dessous du pied, mais même faire tomber tout le sabot; on le reconnaît à son aspect hideux et à l'odeur infecte des produits grisâtres qui s'en écoulent.

Quand il commence, on en vient quelquefois très-facilement à bout avec de simples pansements à la suie de cheminée qu'on maintient sous le pied avec des étoupes et une plaque de fer. — S'il est plus tenace, on alterne avec de la chaux-vive en poudre. — En persistant avec ces simples pansements, on en viendra bien plus facilement à bout qu'avec toutes les eaux-fortes, ou les poudres rongeantes, ou même les opérations qu'on pourrait y pratiquer. — Comme le cheval n'en boite pas, quelque étendu que soit le crapaud, on peut parfaitement le soigner tout en lui faisant faire son service. Pour les cas tout à fait rebelles, consultez mon *Traité du crapaud* (1).

CRAPAUDINE, ou *mal d'âne*. C'est la même maladie que le crapaud, mais fixée à la couronne du pied et en avant. Cette maladie est assez facile à guérir par les mêmes moyens, ou simplement par du goudron. Mais comme la matrice de la corne se trouve souvent comprise dans l'atteinte du mal, il en résulte une altération dans la poussée de la corne entretenue encore par les mouvements de la marche, à laquelle il est très-difficile de remédier. Quoique toute cause du mal ait disparu, on est souvent obligé de faire une opération consistant à enlever toute la mauvaise corne et à raser, niveler la surface du bourrelet.

CREVASSES. Ce sont des coupures transversales de

(1) Chez Asselin, place de l'Ecole de médecine. — Paris.

la peau qui arrivent spontanément au paturon, dans les plis du genou et du jarret, et qui sont entretenues par les mouvements des jointures et par l'humidité.

Pour les traiter, il faut éviter, autant que possible, le travail des grandes allures et à l'humidité, et graisser la plaie avec du populeum, ou mieux de l'onguent gris. — Si elles persistaient, on emploierait le goudron.

DARTRES. Ce sont des plaques plus ou moins grandes, quelquefois parfaitement rondes, qui se montrent sur la peau, où les poils tombent, et qui se couvrent quelquefois de petits boutons ou d'une sécrétion farineuse.

Les dartres sont contagieuses, c'est-à-dire qu'elles peuvent se multiplier sur le corps du même cheval, se communiquer aux voisins et même à l'homme qui les soigne.

Les unes, celles qui ont une forme irrégulière, les plus grandes, et qui se couvrent de boutons qui suintent, s'accompagnent d'une vive démangeaison; les autres, plus petites, ne dépassant pas une pièce de deux francs, très-rondes (*dartres tonsurantes*), sont à peu près indolentes.

Les unes et les autres se traitent avec succès avec

l'onguent gris, ou mieux l'*huile de blé*. Cette huile se prépare en plaçant une poignée de blé sur l'enclume du maréchal et en comprimant fortement la graine avec un gros marteau chauffé; on en recueille le liquide qui s'écoule : c'est l'huile de blé.

DÉMANGEAISONS. Le cheval est quelquefois en proie à des démangeaisons sans causes apparentes; et à force de se frotter, il se ferait venir une véritable maladie de la peau. — La cause de ces démangeaisons est quelquefois les poux des poulailliers, que, entre parenthèse, on doit toujours éloigner des écuries; ces insectes, qui se tiennent coi pendant le jour, se répandent la nuit au dehors et attaquent toutes les bêtes qu'ils trouvent à leur portée. — Il y a aussi beaucoup d'insectes analogues dans les vieux fourrages, surtout quand ils sont gâtés et moisis, et qui ont les mêmes habitudes, c'est-à-dire qu'ils quittent la bête avant le jour (1). — Le cheval peut aussi avoir des poux particuliers, qui vivent continuellement sur lui et qui sont faciles à voir.

Il peut aussi avoir la *gale*, maladie causée par un

(1) Etude iconographique et microscopique des altérations de fourrages. — Mégnin, *Journal des vétérinaires militaires.* — Chez Asselin. Paris.

petit ciron qu'on ne voit bien qu'au microscope, qui vit en fouillant la peau et qui y pullule ; c'est surtout dans les plis de l'épaisse encolure des gros chevaux de trait qu'il se plaît, et la maladie qu'il produit s'appelle *rouvieux*. — Enfin un autre ciron encore plus petit vit sous la peau de toute la surface du corps, et y produit une *gale* d'autant plus grave qu'elle peut parfaitement se communiquer à l'homme.

La première chose à faire pour traiter les démangeaisons, c'est d'en détruire la cause. — On écarte le poullailler et on proscrit l'écurie aux poules ; — on met les vieux fourrages ou les fourrages gâtés au fumier, ou bien on a soin de les bien battre et de les arroser d'eau salée. On tue les poux avec de l'huile dans laquelle on a fait infuser du tabac ; enfin on détruit le ciron ou *acarus* de la *gale* avec des frictions générales et bien intimes sur la peau préalablement tondue, avec la pommade suivante :

Graisse de porc	500	grammes,
Fleur de soufre	150	—
Carbonate de potasse	150	—

bien triturés dans un mortier.

Quand on pense que les insectes sont morts, on fait

de grands lavages au savon et à l'eau tiède, et à la brosse.

Pour les démangeaisons très-réfractaires, la *benzine*, en larges frictions, en vient ordinairement à bout.

DIARRHÉE, *dévoîement, cours de ventre.* C'est une évacuation abondante d'excréments liquides et quelquefois mélangés de matières glaireuses.

Si la diarrhée ne s'accompagne pas de coliques, de perte d'appétit, de fièvre et de prostration indiquant une maladie grave, on la combat facilement avec des barbottages fortement farineux ; si elle date de quelques jours, on administre de l'eau ferrée, et on donne de la poudre de gentiane liée avec un peu de miel.

Enfin, s'il y avait fièvre, perte d'appétit, il y aurait à craindre une inflammation d'intestins, et il faudrait alors avoir promptement recours au vétérinaire.

EAUX-AUX-JAMBES. C'est une maladie qui a son siége particulièrement aux extrémités postérieures, et dont le symptôme caractéristique est l'engorgement de la peau, d'où s'écoule une humeur séreuse, grise et infecte. Cette affection attaque plus spécialement les chevaux de race commune élevés dans les prairies marécageuses et d'un tempérament lymphatique.

Sa cause et sa nature sont encore mal connues ;

je crois cette maladie de la même nature que le crapaud, c'est-à-dire dartreuse, causée par un champignon microscopique qui végète dans les bulbes des poils et les follicules cébacés.

Traitement. Il faut d'abord remonter, tonifier le tempérament par une nourriture choisie, travailler au sec et dans la terre autant que possible. Laver souvent les jambes à l'eau de chaux, et les poudrer de chaux vive ou de plâtre en poudre; — les lotions de sulfate de cuivre ou vitriol bleu sont aussi très-efficaces.

ÉCART. Lorsqu'un cheval fait une glissade qui lui *écarte* violemment les deux membres l'un de l'autre, c'est ordinairement l'articulation de l'épaule qui en souffre, et la boiterie qui en résulte a été appelée *écart*; par extension, toutes les boiteries d'épaules quelle qu'en soit la cause, et même les boiteries de l'articulation de la cuisse avec la hanche, portent le nom d'écart, quoique cependant on donne souvent aussi à ces dernières le nom d'*allonges*.

Quand on n'a pas été témoin de l'accident, il est souvent fort difficile de reconnaître la boiterie; ce n'est que quand on a fait déferrer le pied, et qu'après l'exploration la plus attentive on n'y a rien trouvé, qu'on examine les régions supérieures. Dans la boiterie d'épaule ou de hanche, le pied pose toujours bien à plat dans la marche, et la boiterie augmente quand on tourne court sur le membre malade : au repos le membre est ordinairement porté en avant; et quelquefois en palpant la région soupçonnée on y trouve une sensibilité plus ou moins marquée.

Le traitement est aussi souvent ingrat : au début, le repos complet, des douches d'eau froide très-répétées, des frictions d'eau-de-vie camphrée. — Plus tard on emploie des moyens plus énergiques, le vésicatoire, le liniment Boyer, ou tout autre *feu liquide*; — mais dans tous les cas, l'immobilité complète est indispensable ; on l'obtient en mettant des entraves au malade indocile.

Le traitement est de même pour l'*allonge*.

En désespoir de cause, il y a bien encore quelques traitements souvent très-efficaces, comme le *feu napolitain*; mais c'est une opération qui ne peut être pratiquée que par un vétérinaire.

EFFORT. C'est un tiraillement des ligaments d'une articulation ou des tendons; aussi l'*écart* est un *effort de l'épaule*, l'*allonge* un effort de la hanche. Il y a encore l'*effort du boulet* et l'*effort des tendons*.

L'*effort du boulet* se reconnaît à la boiterie, à la

chaleur, à la tuméfaction, à la douleur de la partie ; le boulet est relâché et porté en avant. — Des bains froids continus à l'eau courante, alternés avec des frictions d'eau-de-vie camphrée, ont ordinairement raison d'un *effort du boulet* récent ; s'il est plus ancien, il faut avoir recours au vésicatoire ou au liniment Boyer. Comme dernière ressource, on met le feu.

L'*effort du tendon* ou *nerf-ferrure* se reconnaît au gonflement de cet organe, surtout en arrière du genou où a lieu ordinairement la lésion, à la boiterie et au boulet qui se porte en avant pour soulager le tendon. — Ici il ne faut pas perdre son temps en bains froids, il faut immédiatement mettre un bon vésicatoire recouvrant toute la partie et tenir le malade à une immobilité complète.

ENCASTELURE. C'est un resserrement des parties postérieures du sabot, tel, que les talons sont collés l'un contre l'autre, ou mieux n'en font qu'un, d'où résulte une boiterie plus ou moins prononcée.

L'encastelure est rare chez les chevaux de ferme, et commune chez les petits chevaux du Midi, de selle ou de voiture. C'est toujours une conséquence de la ferrure qui a privé les parties postérieures du pied de leur mobilité indispensable.

Si elle n'est pas très-prononcée, le séjour de quelque temps dans un pré, les pieds étant déferrés, les ramène à l'état normal.

Si les nécessités du service ne permettent pas de recourir à ce moyen, il faut appliquer aux pieds encastelés des fers dont on a rogné les branches de trois ou quatre centimètres et qu'on a incrustés dans la corne de manière que les talons touchent à terre ; ces parties, par cet exercice forcé, reprennent peu à peu de la mobilité, et la souffrance des pieds disparaît. On peut aussi, à l'aide d'un instrument particulier appelé *désencasteleur*, ouvrir violemment les talons et maintenir l'ouverture obtenue par un fer à pinçons de branches internes ; mais il faut faire présider à cette opération un vétérinaire, parce que cet instrument entre les mains d'un ouvrier maladroit peut être très-dangereux.

ENCHEVÊTRURE. Excoriation, ou plaie transversale au pli du paturon par suite de frottement de la longe dans laquelle le cheval s'est pris et de ses efforts pour s'en débarrasser.

Traitement. (Voyez *Atteintes* et *Contusions*.)

ENTÉRITE. *Inflammation des intestins.* (Voyez *Coliques*.)

CHAPITRE III

ÉPILEPSIE. *Mal-caduc.* C'est une infirmité périodique dans laquelle, quand l'accès se déclare, le cheval tombe à terre; ses yeux piroitent; il se débat, reste insensible quelques instants, puis se relève et reprend toutes les apparences de la santé. On ne connaît encore aucun remède contre cette terrible affection. La loi de 1838 l'a classée parmi les vices rédhibitoires avec trente jours de garantie.

ÉPISTAXIS, *saignement de nez.* Très-rare chez le cheval, il survient quelquefois à la suite d'un violent exercice et par une grande chaleur; il s'arrête facilement par des injections d'eau fraîche dans le nez avec une grosse seringue, et par des linges mouillés sur la tête. Si l'épistaxis accompagne un jettage collant, ou s'il en est suivi, c'est d'un mauvais augure, il annonce la *morve*.

ÉPONGE. Quand les chevaux se couchent, comme on dit, *en vache*, le coude portant sur le fer devient quelquefois le siége d'une tumeur qu'on appelle *éponge* et qui est souvent très-rebelle.

Il faut d'abord limer les branches du fer de manière qu'elles ne présentent pas d'angles saillants, puis appliquer sur l'éponge un vésicatoire; — il ne faut l'ouvrir qu'à la dernière extrémité, parce que la plaie qui en résulte est très-longue à cicatriser.

ÉTONNEMENT DE SABOT. C'est une fourbure légère n'affectant qu'un pied, et causée soit par des heurts contre des cailloux, soit par l'action trop répétée du brochoir du maréchal.

On fait pratiquer par le maréchal une saignée en pince, et on donne des bains froids répétés, à l'eau courante si c'est possible.

FARCIN. C'est la *morve* à la peau. Ce mot seul suffit pour en caractériser la gravité : aussi ne nous occuperons-nous pas à en donner un traitement quelconque; il faut s'empresser de réclamer les soins du vétérinaire. — Il y a cependant plus de chances de guérison que pour la morve proprement dite, car ici la nature a fait un effort pour débarrasser le corps d'un élément virulent, et en l'aidant convenablement la guérison peut arriver complète.

On reconnaît le *farcin* à la présence de boutons ordinairement placés en ligne le long des veines, longs à s'abcéder, et qui ne donnent qu'un pus filant comme du miel.

Cette maladie est contagieuse même à l'homme.

La loi de 1838 l'a classée parmi les vices rédhibitoires avec neuf jours de garantie.

FIC, VERRUE, POIREAUX. C'est une excroissance charnue végétant surtout aux lèvres, aux paupières, aux oreilles, au fourreau, sous le ventre. — On les détruit en les serrant fortement par la base, jusqu'à amputation au moyen d'un bon fil retors et ciré; qu'il soit de soie ou de chanvre, il importe peu, pourvu qu'il soit solide. — Très-sujets à récidive.

FIÈVRE. Le mot *fièvre* employé seul indique un état général accompagnant tout travail inflammatoire un peu important, comme celui que nécessite une blessure un peu grave ou l'inflammation spontanée d'un organe, comme *l'angine, la fluxion de poitrine, la pleurésie, l'inflammation d'intestin*, etc.; elle est caractérisée chez le cheval par l'inappétence, la bouche sèche et chaude, les yeux rouges, le pouls tendu, fort et vite, la respiration accélérée. — C'est le cas, quelle que soit la maladie, de laisser le cheval à la diète, aux boissons blanchies et à la paille. — On ne doit jamais se hasarder à pratiquer une saignée quelconque que quand tous les signes de cette fièvre, qu'on appelle encore *fièvre de réaction*, sont bien prononcés.

FIÈVRE TYPHOÏDE. Bien différente de la précédente qui indique toujours un sang riche et sain, celle-ci caractérise au contraire un sang malade, empoisonné. Ce n'est pas une maladie nouvelle, mais on l'a prise longtemps pour une inflammation particulière de l'estomac, des intestins, du foie. Depuis qu'on l'a bien étudiée, surtout sur les chevaux de l'armée, on sait que c'est le sang qui est d'abord malade, et que la constipation, l'engorgement du foie, des poumons et même du cerveau, qui se remarquent quelquefois, ne sont que des complications secondaires.

Les principales causes sont les mauvais fourrages, le séjour dans les pays marécageux, et par-dessus tout une influence atmosphérique particulière qui fait quelquefois de cette maladie une épizootie des plus graves.

Avant que la maladie se déclare franchement, le cheval est pendant plusieurs jours mou, suant facilement, mangeant paresseusement; puis on le voit vaciller sur les membres, surtout les postérieurs, et refuser définitivement l'avoine; — si alors on regarde les yeux, ils sont jaunes foncés, quelquefois tachés de noir; les crins s'arrachent facilement, et la peau exude une crasse grasse, collante, très-abondante. Les battements du cœur sont très-forts, le pouls petit, presque insensible, la respiration accélérée; souvent il coule par le nez un liquide transparent, très-jaune, et alors le cheval tousse; — d'autrefois il y a un véritable *vertige abdominal* (voyez ce mot); d'autrefois on croirait à une franche fluxion de poitrine ou une pleurésie, tandis que l'engouement qui se produit dans la poitrine n'est nullement inflammatoire, mais le résultat de la décomposition du sang, comme celui qui se fait dans le cerveau et qui cause le vertige.

Il faut bien se garder de saigner le cheval, ce qui le tuerait à coup sûr; — il faut au contraire relever son appétit par tous les moyens possibles, lui donner des carottes, du pain, tout ce qu'il aime le mieux; — lui faire ensuite sous le ventre une forte friction avec 30 à 40 gouttes d'*huile de croton* mêlées à un demi-décilitre d'huile d'olive, qui produit pendant deux ou trois jours un engorgement et un suintement très-favorable aux efforts que fait la nature pour purger le sang du principe qui l'empoisonne, laquelle nature semble surtout choisir la peau pour cet objet; — on donnera ensuite tous les jours et en trois fois 60 grammes de poudre de gentiane délayée dans du miel additionné d'une bonne cuillerée d'essence de térébenthine.

FISTULE. Plaie étroite, dont la suppuration est

entretenue par une poche plus profonde, une carie d'eau ou un corps étranger resté dans le fond des chairs.

Il faut ouvrir la plaie largement et arriver au corps qui entretient la suppuration et l'extraire, puis panser la plaie comme une plaie simple.

Si la fistule donne écoulement à de la *salive*, c'est que le canal de ce liquide est ouvert; on cherche à la faire fermer au moyen d'un petit vésicatoire.

FLUXION PÉRIODIQUE. C'est une inflammation de l'œil, revenant périodiquement tous les huit, quinze, vingt ou trente jours, et qui avait fait croire que les accès étaient subordonnés à l'influence de la lune, et fait appeler le cheval qui en était affecté, *lunatique*.

Lorsque l'accès va se déclarer, l'œil se gonfle, devient larmoyant, puis se trouble, et un dépôt se fait dans la chambre de l'œil; il se trouble de nouveau, repleure encore, et enfin tout disparaît pour revenir à une époque plus ou moins éloignée. — Après un nombre plus ou moins considérable d'accès, la vue se perd par l'épaississement progressif du cristallin dont la blancheur de plus en plus opaque se montre derrière la pupille.

On a vu des chevaux en changeant de pays être

débarrassés de cette maladie ; mais à part ce moyen, on ne connaît pas de remède à cette infirmité.

Elle se développe surtout chez les chevaux nés dans les pays marécageux, et on pense, probablement avec raison, que les causes des fièvres intermittentes de l'homme ne sont pas étrangères à cette maladie.

La loi de 1838 l'a classée parmi les vices rédhibitoires avec trente jours de garantie.

FLUXION DE POITRINE. (Voyez *Pneumonie.*)

FOURBURE. Nous avons déjà dit que la fourbure est une apoplexie : en effet, chez le cheval, le système vasculaire des pieds et des intestins étant plus développé que celui de la tête, c'est surtout sur ces premiers organes que se font les transports de sang.

On reconnaît la fourbure à la difficulté qu'éprouve le cheval à marcher, surtout les premiers pas ; car après en avoir fait quelques-uns, la marche est plus facile. — Il est comme sur des épines ; il fait des pas très-courts, et porte les membres de devant le plus en avant possible, et ceux de derrière tout sous le ventre. (Les membres de devant sont toujours pris plus souvent et plus fortement que ceux de derrière.)

Il y a fièvre générale, respiration accélérée, inappétence et anxiété.

Les causes de cette maladie sont : trop d'embonpoint et un exercice forcé. — Un cheval trop bien nourri et ne faisant rien peut devenir fourbu à l'écurie.

Quand la maladie est prise à temps, c'est-à-dire dans les premières vingt-quatre ou quarante-huit heures, on peut en quelque sorte répondre à coup sûr du succès du traitement ; passé ce moment, il y a toutes chances pour qu'elle passe à l'état d'infirmité incurable.

Ce traitement consiste à pratiquer immédiatement une large saignée de quatre à cinq litres et à mettre le cheval dans un bain d'eau courante la plus froide possible, et cela nuit et jour sans interruption; en vingt-quatre ou quarante-huit heures, le cheval est guéri, — diète complète, bien entendu. — Après cette époque, pour assurer la guérison, on donnera encore souvent des bains froids, et on mettra le cheval à un régime diététique sévère.

Si on n'a pas rempli à temps ou convenablement ces prescriptions, si la maladie passe à l'état chronique, il faut réclamer les conseils d'un vétérinaire qui pourra peut-être pallier l'infirmité qui se prépare.

FOURCHETTE ÉCHAUFFÉE OU POURRIE. Même apparence et même traitement qu'un crapaud au début.

FRAYEMENT DES ARS. Irritation, échauffement de la peau dans le fond des plis des chevaux trop gras. — Lotions d'eau froide souvent répétées; application de farine ou d'amidon sur les faces de peau qui se frottent.

GALE. (Voyez *démangeaisons.*)

GLANDE. C'est un engorgement des ganglions lymphatiques de l'auge, qui indique toujours une inflammation ou une lésion des cavités nasales, ou une plaie à la tête.

La glande n'est un mauvais signe que quand elle est dure, bosselée et collée contre la table de l'os de la mâchoire inférieure; elle annonce dans ce cas qu'il y a des chancres de morve dans le nez, plus ou moins profondément.

GOURME. C'est une crise dépuratoire à laquelle tous les chevaux sont soumis d'une manière plus ou moins apparente.

Elle se manifeste ordinairement vers l'âge de quatre ans, tantôt plus tôt, tantôt plus tard, et paraît concorder avec le remplacement des dents de lait par les dents de cheval.

La manière la plus ordinaire dont elle se montre, c'est un jettage abondant par les deux naseaux, comme dans le coryza, avec engorgement pâteux de la glande. — Ce jettage est souvent accompagné d'un gros abcès dans la glande même, ou entre la mâchoire et le cou; dans ce dernier cas, c'est une poche qui est sous la parotide, et qu'on appelle poche gutturale, qui en est le siége. — Assez souvent le jettage s'accompagne de toux, c'est-à-dire d'angine; il y a même quelquefois bronchite et même fluxion de poitrine; alors la gourme est grave et s'appelle maligne.

Quand la gourme est simple, il faut la laisser marcher tranquillement, en ayant bien soin de ne pas la contrarier. Tenir le cheval chaudement, lui donner des boissons tièdes, de bons barbottages et de la bonne paille. — On facilite l'expectoration et le jettage par des fumigations de son bouilli, qu'on tient avec une musette sous le nez du cheval, en veillant à ce qu'il ne se brûle pas. — S'il survient des abcès, on aide à leur maturité par des applications de graisse, et quand ils sont ouverts, on les panse comme des plaies simples; si la toux est trop forte, trop douloureuse, et qu'il y ait à craindre une bronchite, on met un séton au poitrail. Dans tous les cas, on se garde bien de saigner, cela arrêterait le jettage. S'il y avait à craindre une fluxion de poitrine, ce qui serait indiqué par une forte fièvre, la respiration vite, sifflante, il faudrait réclamer les soins d'un vétérinaire.

HÉMORRHAGIE. Lorsque, par suite d'un accident quelconque, une veine a été ouverte et que le sang coule abondamment, il faut s'attacher à fermer l'ouverture de la peau avec des épingles que l'on entortille de crin; puis, sur le tout, on maintient, s'il est possible, un bandage, ou tout au moins un mastic de terre glaise délayée dans de l'eau et du vinaigre. — Si le sang continue à couler, on recueille le plus possible de toile d'araignée de manière à en faire un tampon que l'on maintient sur la plaie. — Si l'hémorrhagie continue, c'est que le vaisseau intéressé est très-volumineux; il n'y a plus d'autre moyen que de le lier, ce que ne peut faire qu'un homme expert qu'on s'empressera de chercher.

IMMOBILITÉ. Infirmité due à une perturbation des fonctions nerveuses. Le cheval ne peut pas reculer, il s'arrête même quelquefois difficilement. — A l'écurie il mange lentement, et s'arrête même de longs moments avec une poignée de foin à la bouche, *il fume sa pipe*. Comme les services d'un tel cheval peuvent être très-dangereux, la loi de 1838 a classé l'*immobilité* parmi les vices rédhibitoires avec neuf jours de garantie.

INAPPÉTENCE ou *anorexie*. La suspension momentanée de l'appétit peut être le résultat de la fatigue ou un symptôme de maladie. Dans le premier cas, on laisse le cheval au repos ; on ne lui présente que de la paille et du barbottage, et après vingt-quatre heures l'appétit est revenu. Si l'inappétence est le prélude d'une maladie, il faut aussi laisser le cheval au repos et bien l'observer. Si la fièvre se déclare soit avec de la toux, soit avec une respiration précipitée, un pouls tendu et précipité, les yeux rouges, c'est une maladie grave des voies respiratoires, une forte *angine* ou une *fluxion de poitrine*. — Si, avec la fièvre, il y a douleurs de ventre indiquées par des coliques et la sensibilité à la pression, quelquefois diarrhée, plus souvent constipation, au moins au début, il y a à craindre une *inflammation d'intestins* ou toute autre maladie grave de l'abdomen ; si, avec l'inappétence ou l'appétit paresseux, il y a nonchalance, faiblesse des membres, pouls petit, insensible, battements de cœur forts, respiration vite, yeux pâles, jaunes ou tachés de brun, la maladie qui s'annonce est très-grave, c'est une *fièvre typhoïde*. Dans tous ces cas, il ne faut pas perdre de temps et avoir immédiatement recours au vétérinaire.

INDIGESTION. Perturbation passagère et subite de la digestion ; elle reconnaît pour cause la trop grande quantité ou la mauvaise quantité des aliments et des boissons, le saisissement qui résulte d'une impression très-vive de froid ou de chaleur, un travail violent pendant que la digestion s'opère, etc.

Symptômes : Le cheval cesse de manger, bâille, gratte le sol de ses pieds de devant, regarde son flanc, se couche, se roule, tient la tête basse; le pouls est petit, concentré; la bouche est chaude et sèche ; les yeux sont larmoyants ; gargouillement dans le ventre; expulsion de vents par le fondement; constipation, sueurs.

Traitement : Diète, boissons aromatiques de camomille et de menthe, breuvages de vin et d'huile par moitié, un litre à la fois; lavements d'eau de graine de lin ou de mauves ; — forts bouchonnements.

S'il n'y a pas évacuation d'excréments, donner un breuvage de 500 grammes de sulfate de soude dans deux litres d'eau, et des lavements d'eau de savon ; — promenades.

S'il survient une *inflammation d'intestins* indiquée par la persistance de l'inappétence, de la fièvre, des douleurs de ventre, recourir au vétérinaire, et en attendant faire prendre beaucoup de breuvages d'eau de graine de lin.

JAVART. Lorsqu'un abcès se montre dans la région des talons et que par l'ouverture qui se forme s'écoule une matière grisâtre, liquide, qui persiste malgré les soins indiqués en pareille circonstance, il y a fort à craindre une carie du cartillage du pied, c'est-à-dire un javart. — Il faut, avec une petite seringue, faire des injections d'essence de térébenthine dans la fistule, et y maintenir, si l'on peut, un petit tampon d'étoupes trempé de cette même essence. — Si malgré cela le javart persiste, il est bon de consulter un vétérinaire, parce qu'il y a peut-être une opération à faire, ou tout au moins des médicaments dont l'emploi ne peut être bien réglé que par un homme de science.

LAMPAS. C'est un gonflement des gencives en arrière des dents, qui rend quelquefois la mastication difficile. Ce n'est jamais une maladie essentielle, comme on le croit vulgairement, c'est un symptôme indiquant un échauffement de la bouche, causé soit par des dents qui poussent, ou des dents ou molaires de lait qui ont de la difficulté à tomber ; aussi faut-il bien se garder de *brûler le lampas* comme le pratiquent encore quelques maréchaux de campagne, ou le déchirer avec la corne ; tout au plus peut-on y faire une saignée, et encore ne faut-il pas la laisser faire par des gens inexpérimentés, parce qu'il y a danger de provoquer une hémorrhagie très-difficile à arrêter. Il faut se contenter de faire des gargarismes d'eau vinaigrée avec une grosse seringue, ou bien barbouiller l'intérieur de la bouche de miel délayé avec un peu de vinaigre ; cela suffit ordinairement.

MAL DE GARROT. C'est un abcès qui vient sur le garrot par suite de contusions répétées du harnachement.

Quand il n'y a encore que gonflement chaud, on peut faire avorter l'abcès au moyen d'une bonne couche de vésicatoire. Quand la poche est formée, on la laisse s'ouvrir seule et on la panse avec des étoupes trempées d'essence de térébenthine.

Quelquefois la contusion a été si profonde que les os du garrot sont touchés et se carient ; on peut essayer, quand la plaie est bien ouverte et que les produits du fond coulent facilement au dehors, d'arrêter la carie en pansant avec la liqueur suivante :

alun, sulfate de fer, sulfate de cuivre, sulfate de zinc, de chaque 30 grammes, dissoutes dans du vinaigre qu'on secoue bien avant de l'employer. — La même liqueur peut servir aussi pour le javart et pour toute fistule qui ne veut pas se fermer.

MAL DE ROGNON. C'est le même mal que le mal de garrot, produit par les mêmes causes, mais toujours moins grave, parce que les os ne sont pas si près. — On le traite comme toute *contusion* ou *atteinte*. (Voyez ces mots.)

MAL DE TAUPE. C'est encore le même mal que le mal de garrot, et produit par la têtière du licol frottant sur la nuque. En s'y prenant au début, un petit vésicatoire le fait toujours avorter ; si l'abcès est arrivé, il faut le panser comme un abcès ; s'il y a une fistule profonde, on pourrait essayer la liqueur ci-dessus ; mais il est préférable de chercher le vétérinaire, parce qu'il y a peut-être une opération à faire dans une région très-délicate.

MÉLANOSES. Ce sont des tumeurs noires de la grosseur des noisettes, des noix et même plus, qui se développent en grappes, surtout sous la queue et autour du fondement des chevaux blancs ou gris. — Tant que la défécation n'est pas empêchée et que ces tumeurs ne se percent pas, elles n'ont aucun inconvénient; quand elles s'ouvrent, ce qui n'arrive souvent qu'après plusieurs années, elles laissent couler un liquide noir comme de l'encre; on ne peut faire que de les tenir propres et de les panser comme des abcès ordinaires. — Cette affection est incurable.

MORVE. C'est la maladie la plus grave qui puisse affecter le cheval, car jusqu'à présent on ne connaît pas encore de remède contre la morve bien confirmée, et elle jouit malheureusement de la funeste propriété de se communiquer aux autres chevaux et même à l'homme; aussi y a-t-il une loi qui prescrit l'abattage de tout cheval morveux trouvé sur la voie publique.

On est à peu près d'accord maintenant pour admettre que la morve spontanée est surtout due à un travail épuisant non compensé par une alimentation réparatrice.

La morve se reconnaît à un jettage gris verdâtre, collant et salissant les naseaux, à une glande dure, bosselée, collée contre l'os, à des chancres ou ulcérations dans le nez. Il faut se méfier de l'un quelconque de ces signes; ainsi, si l'on voit une plaie dans le nez sans cause connue, ou un jettage persistant par un ou par les deux naseaux; ou une mauvaise glande, et surtout si le cheval est hors de l'âge des gourmes, il faut le mettre à part et le faire visiter par un vétérinaire.

La loi de 1838 a classé la morve parmi les vices rédhibitoires avec neuf jours de garantie.

Nous avons déjà vu que le *farcin* n'était autre que la morve poussée à la peau par un effort de la nature qui cherche à s'en débarrasser.

OPHTHALMIE. *Conjonctivité, inflammation des yeux.* Inflammation de la muqueuse qui tapisse la face interne des paupières et de la surface de l'œil. L'œil est gonflé, larmoyant, souvent fermé; quand on l'ouvre, on voit sa surface, surtout la partie qui est normalement blanche, très-rouge, et la vitre obscurcie.

La poussière, une paille, un corps étranger qui s'est introduit dans l'œil ou qui l'a frappé violemment, un courant d'air froid, un soleil très-vif sur un sol blanc ou brûlé, peuvent causer l'ophthalmie.

La première indication est d'enlever la cause, si c'est un corps étranger; il ne faut pas craindre, après s'être coupé l'ongle à raz, d'introduire le doigt sous la paupière et d'en faire le tour de l'œil; puis on bassine l'œil très-fréquemment avec de l'eau fraîche. Si après deux ou trois jours de ce traitement l'ophthalmie persiste, on remplace l'eau pure par de l'eau dans laquelle on a fait dissoudre de l'alun dans la proportion d'une once pour deux litres.

PIQURE ou *enclouure*. C'est l'introduction d'une lame de clou dans le vif du pied en ferrant.

Le cheval n'en boite quelquefois que longtemps après qu'il a été ferré, lorsqu'il s'est amassé de la matière dans le pied.

Il faut déferrer aussitôt qu'on voit apparaître la boiterie. Souvent, en retirant le clou, on voit sortir le pus ; — si on ne le voit pas, il faut creuser à chaque clou jusqu'au sang ; on arrive ainsi infailliblement à celui qui a blessé. — On donne ensuite un large écoulement à la matière, et on panse au moyen d'étoupes imbibées d'essence de térébenthine que l'on serre avec le fer rattaché par quatre clous.

PNEUMONIE, *fluxion de poitrine*, PLEURÉSIE. La *pneumonie* et la *pleurésie* sont deux maladies graves de la poitrine, ayant des symptômes à peu près les mêmes et qu'un vétérinaire seul peut distinguer; la première est une inflammation des poumons, la deuxième une inflammation de leur enveloppe (la plèvre).

Un refroidissement, un courant d'air froid sur le cheval peuvent être cause de l'une ou de l'autre, ou des deux à la fois.

Le cheval a d'abord de la fièvre caractérisée par la chaleur de la peau, la vitesse du pouls qui est en même temps très-tendu, la rougeur des yeux, la respiration plus vite; puis survient une toux très-douloureuse, rare, rauque; puis la respiration devient de plus en plus oppressée et précipitée. — Dans la pleurésie, il y a de plus une grande sensibilité de la poitrine.

Le cheval se mettant lui-même à la diète, il n'y a pas à la prescrire; — il faut lui offrir des boissons tièdes, blanchies, dans lesquelles on met dissoudre 50 à 100 grammes de sulfate de soude; — pratiquer une saignée de trois ou quatre litres, plutôt plus que moins si le cheval est très en chair, et appliquer un bon sinapisme sous la poitrine. — Voilà ce qu'on peut faire en attendant le vétérinaire, car ces maladies sont trop graves pour qu'on puisse sans son aide parer à tous les accidents, à toutes les complications qui peuvent survenir dans le courant de ces maladies, qui, il est vrai, au mieux aller, pourraient être conjurées avec les seuls moyens que nous indiquons.

POUSSE. La *pousse* ou l'*asthme* est une infirmité qui rend les travaux de longue haleine difficiles et même impossibles au cheval. Elle est caractérisée par un *soubresaut* ou *coup de fouet* qui coupe l'expiration en deux temps, et par une toux sèche non quinteuse, particulière, sans expectoration ou ébrouement.

Une nourriture trop abondante, échauffante et continuellement sèche, l'abus du foin, les travaux forcés sont les causes de cette affection. — On voit rarement les mauvais chevaux, mous et peu impressionnables devenir poussifs.

Il n'y a pas de remède contre cette infirmité. — On la rend moins pénible au cheval en lui fournissant une nourriture très-alibile sous un petit volume, comme l'avoine seule et la paille, à l'exclusion du foin.

POUX. (Voyez *Démangeaisons.*)

RETRAITE. Introduction dans le vif du pied d'une partie de la lame d'un clou pailleux qui s'est divisé en le brochant. — Même traitement que le *clou-de-rue* et la *piqûre*.

ROGNE. (Voyez *Démangeaisons.*)

SEIME. Fente plus ou moins profonde de la paroi du sabot et partant toujours de la couronne. La *seime quarte* affecte surtout la région des quartiers et surtout le quartier interne des pieds antérieurs. La *seime en pince* ou *soie* ou *pied de bœuf* affecte surtout la région de la pince des pieds de derrière.

La première se voit surtout aussi chez les chevaux du Midi à talons serrés ou encastelés, et la seconde chez les gros limoniers de roulage.

Traitement. Il faut rafraîchir les bords de la fente jusqu'au vif, la remplir d'onguent de pied ou de graisse, mettre un petit vésicatoire à sa naissance sur la couronne.

SOLE BATTUE, FOULÉE, BRULÉE. Dans le premier cas, la sole du pied est comprimée par un amas de terre ou de sable qui remplit le vide du fer ; dans le second, le cheval a marché sans fer pendant un certain temps ; dans le troisième, le maréchal a paré trop à fond la sole qui a été brûlée ensuite par l'application du fer.

Dans les trois cas, il faut laisser le cheval au repos, déferrer pour nettoyer le dessous du fer, le referrer à quatre clous seulement et lui faire prendre des bains froids dans un seau, trois ou quatre fois par jour, d'une bonne demi-heure chacun.

TÉTANOS, ou *mal de cerf*. C'est une maladie nerveuse qui est souvent la conséquence d'une opération, d'une blessure très-douloureuse sur des chevaux nerveux, comme, par exemple, la castration à un âge trop avancé, un clou-de-rue, l'opération de l'exomphale, etc.

Elle est caractérisée par une raideur générale de tous les muscles, la queue est raide, les membres sont comme des piquets, la troisième paupière couvre l'œil presque entièrement. Quand cette raideur a gagné les mâchoires, le cheval ne peut plus les écarter et finit par mourir de faim. Tant que les mâchoires sont libres, il y a encore de l'espoir.

Il faut faire subir de fortes suées au malade, au moyen de seaux d'eau bouillante que l'on met sous le ventre après l'avoir couvert entièrement de grands draps qui traînent jusqu'à terre. Puis on l'éthérise deux fois par jour, en versant de l'éther sur une éponge qu'on lui tient sous le nez au moyen d'une musette.

TIC. Habitudes vicieuses du cheval, contractées soit par imitation, soit par désœuvrement, soit par suite d'un état maladif des voies digestives.

Le *tic de l'ours* qui consiste dans un balancement latéral de la tête et de tout le train antérieur, l'habitude de se frotter les dents sur la mangeoire ou de mordre le râtelier, sont de la première catégorie.

Celui qui consiste dans une contraction spasmodique de l'enclure accompagnée d'un rôt ou d'un bruit particulier qui se produit dans le gosier du cheval, et qui est dû à de l'air que le cheval déglutit, est le seul sérieux, le seul dangereux, parce qu'il a généralement pour cause un état maladif des intestins, qu'il fait à la longue maigrir le cheval, qu'il l'expose à de fréquentes coliques avec ballonnement, au milieu desquelles il peut succomber.

On ne connaît aucun traitement à cette affection. On peut empêcher la manifestation du tic au moyen d'un collier serrant fortement la gorge, et si le cheval tique à l'appui, c'est-à-dire en appuyant les dents sur le bord de la mangeoire ou de tout autre corps. — Il y a des chevaux qui tiquent en l'air, c'est-à-dire ne s'appuient sur rien. En le mettant à une mangeoire plus haute ou plus basse, on lui fait quelquefois perdre cette habitude.

La loi de 1838 a classé le tic *en l'air* parmi les vices rédhibitoires, avec neuf jours de garantie. — Pour peu que les dents soient *marquées naturellement*, on n'a plus aucun recours contre le vendeur.

TOUX. Symptôme accompagnant l'*angine*, la *bron-*

chite, le *coryza*, la *fluxion de poitrine*, la *pousse*. (Voyez ces mots.)

THRUMBES. Tumeur produite par l'extravasation du sang sous la peau, à la suite d'une saignée mal fermée ou lorsque le cheval a eu la latitude de se gratter.

On applique sur la tumeur un cataplasme de craie délayée avec du vinaigre ; puis quelques jours après, si elle persiste, un vésicatoire.

TYMPANITE, BALLONNEMENT. La tympanite est rare chez le cheval; elle se remarque cependant assez souvent chez les tiqueurs. (Voyez *Tic.*) Quelquefois l'indigestion s'accompagne de tympanite; dans ce cas, si, après avoir fait tout ce qui est prescrit à l'article *indigestion*, de plus, avoir fait avaler un breuvage composé de tisane de camomille, dans laquelle on a ajouté une cuillerée à bouche d'ammoniaque ou alcali-volatil, le ballonnement persiste, il faudrait avoir recours au vétérinaire, qui seul pourrait pratiquer la ponction sans laquelle le cheval succomberait infailliblement.

VERRUES. Voyez *Fics*, *Poireaux*.

VERS INTESTINAUX. Nous avons déjà vu, dans la médecine du poulain, comment on le débarrassait des vers intestinaux; on emploie les mêmes moyens pour le cheval.

VERTIGE. *Vertigo.* Le vertige est le *délire* du cheval, et comme le délire de l'homme il peut accompagner plusieurs affections. Lorsqu'il est le symptôme de la fièvre cérébrale, on l'appelle *vertige essentiel*, et il s'exprime par une somnolence continue avec quelques exacerbations pendant lesquelles le cheval se livre à des mouvements désordonnés dans les attitudes debout ou couchées.

Il peut être le symptôme d'une espèce particulière d'indigestion causée par des *fourrages nouveaux* qui n'ont pas encore jeté leurs feux, ou être le résultat d'une alimentation par des *fourrages altérés*, gâtés, moisis, ou enfin être un des symptômes de la *fièvre typhoïde*.

C'est le *vertige symptomatique*. Le cheval qui va le présenter est triste, a la tête basse, refuse les aliments, a les yeux et la bouche jaunes, le poil lent, faible, les urines jaunes et les crottins secs ; puis la respiration devient profonde, la vue s'obscurcit, les dents grincent, la bouche écume ; puis le cheval appuie la tête contre le mur et pousse sans désemparer quelquefois pendant des heures entières ; puis à certains moments il a des accès de furie pendant lesquels il brise tout avec ses pieds ou ses dents, et s'expose à se fracasser la tête.

Dans l'un comme dans l'autre cas, la vie du malade est gravement compromise, et l'on ne peut trop se presser de chercher le vétérinaire ; mais en attendant, il faut couper deux ou trois nœuds de la queue, de manière à faire une saignée qui dégage la tête; appliquer sur la tête un matelas d'étoupes, continuellement imbibé d'eau froide. Si le malade pousse au mur, il faut le sortir de l'écurie et l'attacher par le bout de sa longe à un piquet, dans un pré, où il pourra tourner tout à son aise sans se blesser. Il faut ensuite lui faire sous le ventre et sous la poitrine une bonne friction avec quarante à cinquante gouttes d'*huile de croton* dans un demi-décilitre d'huile d'olives, et lui passer de fréquents lavements d'eau fortement savonnée.

Nous terminons ici la liste des maladies du cheval de service; nous avons donné les principales et indiqué tout ce qu'il fallait et qu'il suffisait de faire tout au moins en attendant l'arrivée du vétérinaire. Pour remplir notre promesse, en terminant ce petit livre, voici la liste de quelques médicaments que le fermier éloigné des villes doit toujours avoir sous la main.

Onguent vésicatoire. 5 à 600 grammes, — pour amener à maturité ou faire avorter les abcès, pour activer la cicatrisation des plaies superficielles, pour résoudre les engorgements indolents, pour révulser les boiteries articulaires, les efforts de tendons, les distensions synoviales, molettes, vessignons, etc., etc.

Onguent populéum. Id. pour calmer les efforts douloureux, les plaies ou contusions douloureuses, amener les abcès à maturité (préférable au *vieux-oing* ou à la graisse).

Essence de térébenthine. 1 litre, — pour panser les plaies, les fistules, pour faire prendre à l'intérieur, dans le cas de fièvres typhoïdes, d'épuisement, de dépérissement, de vers intestinaux ; — on la donne à la dose d'une ou deux cuillerées mélangée au miel, à la poudre de gentiane, ou à l'huile ordinaire.

Ammoniaque ou *alcali-volatil.* 1 demi-litre. — S'emploie par cuillerées dans les indigestions gazeuses du cheval, ou des grands ruminants; ou pour faire des frictions résolutives en le mêlant par moitié à l'essence de térébenthine.

Alun. 100 à 200 grammes. — S'emploie en solution

dans l'eau, dans le cas d'inflammation des yeux, de plaies à la bouche ou au nez.

Sulfate de cuivre, couperose bleue, vitriol bleu. S'emploient avec le précédent dans le cas de plaies rebelles, de javart, de mal de garrot.

Ces quelques drogues, avec quelques pieds de camomille, de rue, de tabac, de mauve, etc., que la fermière entretiendra avec soin dans son jardin, suffiront en général, avec le vinaigre, l'huile, le sel, que l'on trouve à la cuisine, à parer aux premières éventualités, dans le cas de maladie ou d'accident survenant à un cheval et même à tout autre animal domestique.

CHAPITRE IV

Choix du cheval à l'achat.

On apprécie l'aptitude d'un cheval aux services domestiques par la valeur que présentent les signes extérieurs de sa conformation. C'est par cette appréciation que le vétérinaire, l'éleveur, le marchand arrivent à discerner à première vue, étant donné un animal, les services qu'on peut en attendre, les bénéfices qu'on doit en retirer. Bien qu'elle soit basée sur l'anatomie, la physiologie, la pathologie, la connaissance des qualités extérieures du cheval peut s'acquérir par la pratique seule ; mais elle ne peut être possédée à fond que par l'alliance intelligente de la pratique et de la théorie. Nous ne pouvons, dans un cadre aussi restreint, donner la théorie complète de l'*extérieur* du cheval ; mais les indications qui vont suivre, quoique succinctes, n'en seront pas moins, nous l'espérons, d'un grand secours à tous ceux qui, propriétaires, cultivateurs ou commerçants, tiennent à avoir quelques notions sur le choix, les règles et les lois qui régissent l'achat de la précieuse machine qu'ils sont dans la nécessité d'employer.

Nous allons successivement passer en revue les *parties extérieures* du corps, les *aplombs*, les *proportions*, les *robes*, la *connaissance de l'âge*, les *tares*, et les *maladies* ou *vices rédhibitoires* ; toutes choses nécessaires à connaître pour pouvoir apprécier les qualités d'un cheval et sa valeur intrinsèque.

Parties extérieures du cheval.

La beauté d'une partie est toujours dépendante de sa vigueur et de sa solidité : ainsi une articulation est d'autant plus belle qu'elle est plus large, un membre d'autant plus beau qu'il est mieux musclé.

Tout ce qui n'est pas beau est *défectueux*.

Un cheval est *vicieux* lorsqu'il a des défauts qui proviennent de son caractère, qu'il refuse de se soumettre à l'obéissance ; on dit, selon le cas, qu'il est *rétif*, *quinteux*, *méchant*, *ombrageux*.

Le cheval se divise en *tête*, *tronc* et *membres*, ou bien en *avant-main*, toutes les parties qui sont en avant de la sangle ; et *arrière-main*, toutes celles qui sont en arrière de cette ligne.

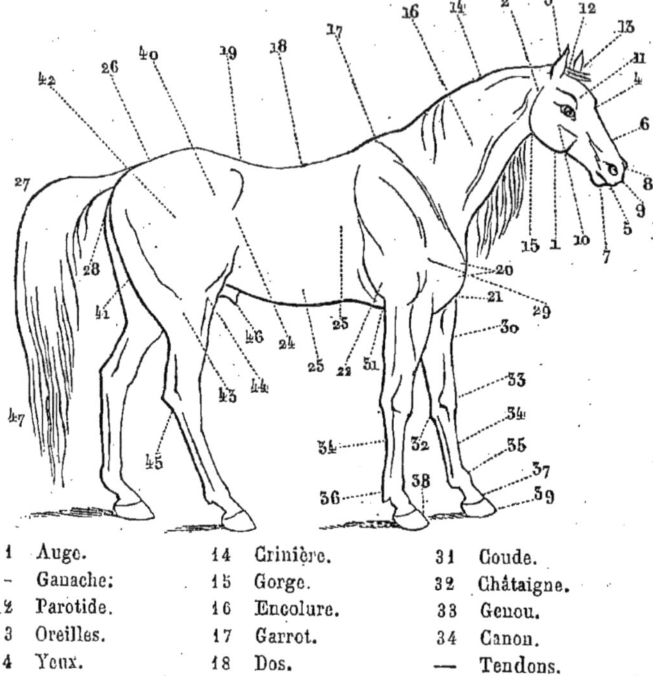

1 Auge.
– Ganache.
2 Parotide.
3 Oreilles.
4 Yeux.
– Paupières.
5 Lèvres.
– Bouche.
6 Chanfrein.
7 Barbe.
8 Naseaux.
9 Bout du nez.
10 Joues.
11 Tempes.
— Salières.
— Sourcils.
12 Nuque.
13 Toupet.
— Front.
14 Crinière.
15 Gorge.
16 Encolure.
17 Garrot.
18 Dos.
19 Reins.
20 Poitrail.
21 Ars.
— Inter-ars.
22 Passage des sangles.
23 Côtes.
24 Flancs.
25 Ventre.
26 Croupe.
27 Queue.
28 Anus.
29 Epaule.
— Pointe de l'épaule.
30 Avant-bras.
31 Coude.
32 Châtaigne.
33 Genou.
34 Canon.
— Tendons.
35 Boulet.
36 Ergot.
— Fanon.
37 Paturon.
38 Couronne.
39 Pied ou sabot.
40 Hanche.
41 Fesses.
42 Cuisses.
43 Jambes.
44 Grasset.
45 Jarret.
46 Fourreau, et *dans la jument les mamelles.*
47 Fouet de la queue.

CHAPITRE IV

LA TÊTE. On l'examine sous le rapport de sa *conformation* et de son *expression*; dans la tête bien conformée, le *front* et le *chanfrein* sont plats et aussi larges que possible.

L'*auge* doit être nette et évidée ; ses bords latéraux appelés *ganaches*, secs et bien ouverts.

Les *oreilles* droites, fines et déliées, libres dans leurs mouvements : si elles sont trop grandes, le cheval est dit *oreillard*; si elles tombent, on les appelle *oreilles de cochon*.

Les *yeux* doivent être vifs, clairs, assez gros, placés à fleur de tête et parfaitement transparents, égaux dans leur volume; trop petits, ils sont appelés *yeux de cochon*; on appelle *couverts* ceux qui sont trop enfoncés. Ils ne doivent pas avoir de traces de maladie sur les paupières, le globe et le fond de l'œil; celui-ci est blanc ou taché de blanc lorsqu'il y a *cataracte* ou un commencement de cette infirmité.

Dans la *bouche*, les *lèvres* ne seront pas trop fendues; elles n'offriront pas de callosités à leurs *commissures*, et elles s'appliqueront exactement l'une sur l'autre; les *barres* ne doivent pas avoir non plus de cicatrices.

La *langue* ne sera pas *pendante* en dehors de la

bouche, ni continuellement en mouvement, ce qui s'appelle alors *langue serpentine.*

La *barbe* sur laquelle doit reposer la gourmette ne sera pas trop saillante, elle sera charnue et velue; les *naseaux* seront aussi ouverts que possible, le *bout du nez* doit être au contraire étroit.

Les joues seront sèches et plates; si elles sont gonflées, il faut visiter l'intérieur de la bouche, car il y a probablement un amas d'aliments par suite d'usure ou de carie des dents; on dit alors que le cheval *fait magasin.*

Les *salières* sont d'autant plus creuses que le cheval est plus vieux ou en plus mauvaise santé.

Les blessures des *tempes* sont très-dangereuses.

Les *sourcils* grisonnants indiquent la vieillesse.

La *nuque* doit être propre, sans cicatrice; elle donne naissance au toupet qui, en se détachant de la crinière, flotte sur le front.

La *gorge,* située en arrière de l'auge, sera nette, sans empâtement.

Lorsque la tête présente tous les caractères de beauté, elle est dite *carrée;* quand elle présente une dépression sur le front en face des yeux, elle est dite *camuse.* Si toute sa face antérieure est courbe, elle est dite *bus-*

quée ou *moutonnée* ; quand elle est trop longue, elle est appelée *tête de vieille ;* elle ne doit être ni *empatée* ni *décharnée.*

Le cheval en liberté a la tête placée obliquement, le bout du nez un peu en avant. Etant monté, la face est *ramenée* dans la verticale; lorsqu'elle se rapproche du parallélisme avec la ligne de l'horizon, le cheval *porte au vent ;* on dit qu'il *s'encapuchonne* lorsque le bout du nez est placé en arrière de la verticale.

LE TRONC. *L'encolure* a sa conformation en rapport avec celle de la tête et du corps; elle est *pyramidale*, c'est-à-dire que ses deux bords sont droits et convergents vers la tête. Quand le bord supérieur décrit une ligne courbe, elle est dite *rouée;* si cette convexité est très-prononcée, l'encolure est dite en *cou de cygne.* On appelle *encolure renversée* ou *de cerf* celle dont le bord supérieur est creusé surtout vers le garot, et le bord inférieur au contraire bombé. La dépression près du garrot s'appelle *coup de hache.* L'excès de développement, d'épaisseur du bord supérieur rend l'encolure *penchante.* Les crins de la *crinière* sont longs, épais, gros ou fins selon la race de l'animal; la crinière est *double* quand les crins tombent de chaque côté.

Lorsque l'encolure pèche dans ses proportions,

elle est dite *grêle* ou *chargée*, *courte* ou *longue*, selon le cas. Il faut examiner les cicatrices qui existeraient sur les faces latérales et dans le fond de la gouttière des jugulaires.

Le *garrot* doit être élevé, sec, évidé sans excès, et ne pas porter de cicatrices.

Le *dos* doit décrire une ligne un peu concave près du garrot et s'unir aux reins par une ligne droite. Lorsque la concavité est forcée, l'on dit le cheval *ensellé*. On appelle *dos de mulet* ou *de carpe* celui qui présente une ligne convexe plus ou moins prononcée aux régions du dos et des reins.

Les *reins* doivent être courts et larges, souples à la pression des doigts; on appelle *reins doubles* ceux qui présentent une gouttière longitudinale entre leur saillie.

Le *poitrail* sera large; quand il y a étroitesse, le cheval est *serré du devant*. On appelle *ars* la région qui s'étend depuis le poitrail jusqu'au coude. L'*inter-ars* est la gouttière située entre les deux ars. On donne le nom de *passage des sangles* à la région commençant à un décimètre en arrière du coude et faisant le tour du corps en passant derrière le garrot.

Les *côtes* déterminent l'étendue de la cavité de la

poitrine, elles seront *arquées* en demi-cerceaux; dans la disposition inverse, elles sont dites *plates*, et indiquent une poitrine étroite.

Les *flancs* ont une longueur relative à celle des reins; par conséquent, quand ces derniers sont longs, les flancs sont *creux*; on appelle *flancs cordés* ceux qui présentent une saillie partant de la hanche à la dernière côte. Leurs mouvements réguliers annoncent l'intégrité de la poitrine.

Le *ventre* ne dépasse pas le cercle cartilagineux des côtés. Quand il a un excès de volume, on l'appelle *ventre de vache*. On l'appelle *levretté* ou *retroussé*, dans la disposition inverse. On désigne par l'expression de *vidarts* ou *étroits de boyaux* les animaux qui se nourrissent mal.

La *croupe* doit être *longue et horizontale*. On la dit *avalée* lorsqu'elle est courte et oblique. Son excès de largeur avec la saillie des muscles de chaque côté constitue la *croupe double*; lorsqu'au contraire elle est étroite et que les muscles sont déprimés de chaque côté, on dit que la croupe est *tranchante* ou de *mulet*. On désigne sous le nom de *croupe en cul-de-poule* une dépression à la naissance de la queue et provenant d'un excès de graisse dans cette région.

La *queue* est bien *attachée* lorsqu'elle l'est très-haut. Le cheval dont la queue est entière est dit *à tous crins* ; il est dit *nîqueté* ou *anglaisé* lorsqu'on a coupé les muscles abaisseurs de la queue. On appelle *courte-queue* et *queue en balai* celle dont on a diminué la longueur ; celle qui n'est garnie que de quelques crins est appelé *queue de rat*.

La résistance qu'un animal oppose lorsqu'on lui soulève la queue indique le degré de vigueur.

L'*anus* formera un bourrelet saillant, et l'on dit alors qu'il est bien *maronné*.

Chez le cheval entier, les *testicules* sont enveloppés par le *scrotum* ; on appelle hongre celui qui est privé de ces organes par la castration.

C'est un défaut chez le cheval de *pisser dans son fourreau*.

MEMBRES. Les *membres antérieurs*, par leur conformation, sont considérés comme des colonnes de soutien, et les membres postérieurs comme les organes essentiels de la progression.

La belle *épaule* est longue et *oblique* d'arrière en avant jusqu'à *sa pointe*, elle est bien détachée de l'encolure, et a ces mouvements sûrs, libres et étendus ; dans le cas contraire, il y a peu de liberté dans les épaules, et l'on dit qu'elles sont *chevillées*, ou tout au moins *droites*.

L'*avant-bras* doit être long et large; ses muscles, développés, présenteront des saillies et des interstices prononcés; le *coude* sera parallèle au corps.

La *châtaigne* est une production cornée, située à la face interne de l'avant-bras et des jarrets; elle est d'autant plus développée que le cheval est moins distingué.

Le *genou* sera large et épais sur la même ligne que l'avant-bras et le canon; la peau qui le recouvre moulée sur les os et les tendons. On dit que le genou est *empâté* lorsque la peau est comme rembourrée.

Le *canon* doit être court, la peau fine, les deux tendons bien détachés. Quand, par suite de leur rapprochement, il y a une dépression prononcée derrière le genou sous l'os crochu, on dit que le tendon est *failli*.

Le *boulet* est *large et épais*. On appelle *fanon* le bouquet de poils qui est en arrière, et *ergot* la production cornée située dans le fanon.

Le *paturon* sera court; la peau qui le recouvre bien sèche, surtout au *pli* qui est derrière.

La *couronne* borde la partie supérieure du sabot.

Le beau *pied* est celui qui, bien conformé, est proportionné avec le corps ; la corne lisse et noire est la meilleure.

Le *pied plat* est grand et évasé ; ses talons sont bas ; la sole, au lieu d'être creuse, est plane et de niveau avec les bords ; cette défectuosité poussée à l'excès constitue le pied *comble*. Ces deux défauts sont graves, prédisposent aux bleimes et aux boiteries fréquentes.

Le *pied encastelé* est le défaut contraire : le sabot est droit, serré en talon ; la fourchette est étranglée, atrophiée, et le cheval est sujet à boiter, comme une personne dans une chaussure trop étroite.

Le *pied cerclé* présente sur sa paroi des dépressions ou bourrelets circulaires indiquant des souffrances antérieures.

Le *pied dérobé* est une défectuosité caractérisée par des éclats au bord inférieur de la paroi et survenue ordinairement à la suite de la marche ou des efforts sur une route pierreuse ou pavée, le cheval étant déferré.

Le *pied pinçard* est celui dont l'appui a lieu principalement en pince, par suite d'une rétraction des tendons.

Le *cheval forge*, lorsqu'en trottant, le fer de derrière frappe le fer de devant; il se *coupe*, quand, en marchant, le bord interne du fer touche et blesse le boulet du membre opposé.

La beauté de la *hanche* consiste dans le développement des muscles, de manière à effacer la saillie trop grande de l'os. On appelle *cornus* les chevaux sur lesquels s'observe cette saillie. Quand les hanches ne se trouvent pas sur la même ligne par suite d'un accident, on dit le cheval *épointé* ou *éhanché*.

Les *fesses*, remarquables par le grand développement des muscles, sont les plus belles; elles tombent verticalement parce que cette conformation favorise l'étendue des mouvements.

La *cuisse* se confond avec la hanche et la fesse.

La belle *jambe* est musculeuse et longue; sa *corde* tendineuse est développée et bien détachée. On appelle *grasset* la région du sommet de l'angle formé par la réunion de la cuisse avec la jambe, et qui a pour base la *rotule*.

Le beau *jarret* est large et épais; ses formes sont sèches et leurs éminences osseuses bien dessinées sous le peau. Quand le *calcanéum* (os qui forme la pointe du jarrét) est peu développé en longueur, et que le jarret dans son ensemble est *grêle* et *étroit*, il offre peu de garantie de durée.

L'extrémité du membre postérieur présente les mêmes observations à faire que celle du membre antérieur, quoiqu'il soit à remarquer que le sabot de derrière soit bien moins souvent défectueux que le sabot de devant.

Des aplombs.

On entend par *aplomb* la direction des membres suivant les lignes les plus favorables à la régularité et à la facilité du support et du transport de la masse.

Bien que la ferrure méthodique puisse corriger certaine défectuosité d'aplomb, règle générale, l'obliquité d'un membre ou la mauvaise disposition d'un de ses rayons entraîne plus ou moins à la fatigue, au défaut de solidité, à une ruine précoce, et nuit à la régularité et à la vitesse des allures.

Le défaut d'aplomb est d'autant plus grave qu'il est plus rapproché du pied.

On examine les aplombs en se mettant de côté d'abord, puis de face en avant et en arrière.

Pour le *membre antérieur*, vu de *profil*, l'aplomb est régulier quand le fil à plomb le partage en deux moitiés égales.

Le cheval est *campé du devant* quand le membre est porté en avant du bon aplomb, et il est *sous lui du devant* quand le membre est porté en arrière.

Si, à partir du genou, c'est le canon seulement qui se porte en avant, le genou est dit *effacé* ou *creux*; si c'est le genou qui est porté en avant et le canon en arrière, le cheval est *brassicourt* ou *arqué* : brassicourt quand le défaut date de la naissance, et arqué quand il est acquis par le travail, et est alors un indice d'usure du membre.

Si le boulet se rapproche de terre par suite d'une trop forte inclination du paturon, le cheval est dit *bas-jointé* ou *plongeant*; il est *droit-jointé* dans le défaut contraire, c'est-à-dire quand la direction du paturon se rapproche de la verticale, le même défaut poussé à l'extrême constitue le *cheval bouleté*.

Pour le même membre vu *de face*, l'aplomb est régulier quand il suit dans son ensemble la direction verticale. Lorsque le membre s'en écarte en dehors, le cheval est dit *ouvert du devant*; lorsqu'il est porté en dedans, le cheval est dit *trop serré dans ses membres*.

Si le membre est tourné en dehors, les coudes rentrés et la pince des pieds sortant de la ligne d'aplomb, le cheval est *panard*.

Si le membre est tourné en dedans en sens opposé à celui du cheval panard, le cheval est *cagneux*.

Le cheval est *cagneux* ou *panard* du genou, du boulet ou du pied, quand la déviation de la ligne part de ces points.

Si le genou seul est porté en dedans, c'est le *genou-de-bœuf;* si le genou est porté en dehors, le cheval est *bancal*.

Dans les *membres postérieurs*, l'aplomb est régulier quand le fil à plomb placé à la pointe de la fesse vient toucher la pointe du jarret et longer le canon jusqu'au boulet.

Le cheval est *campé du derrière* quand le membre se porte en arrière de cette ligne; et il est *sous lui du derrière* quand le membre est en avant de cette même ligne.

Si l'angle formé par la jambe et le canon a plus d'une équerre et demie d'ouverture, le cheval a le *jarret droit*; si cet angle est plus fermé que la mesure ci-dessus, il a le *jarret coudé*.

Mêmes observations pour le boulet que pour le membre antérieur.

La même ligne que nous avons indiquée, partant de la pointe de la fesse, règle les aplombs du membre vu de face, c'est-à-dire l'observateur placé en face de la croupe.

Si le membre est porté en dehors de cette ligne, le cheval est *ouvert du derrière*; si le membre est porté en dedans, il est *fermé*.

Le pied seul porté en dehors est *panard;* porté en dedans, il est cagneux.

Si le jarret seul est rapproché de manière que les pointes tendent à se toucher, le cheval est dit *crochu* ou *clos*.

Des proportions.

On entend par *proportions*, le rapport harmonique qui existe entre les diverses parties du cheval, les formes et les dimensions relatives de ces parties.

Bourgelat s'est servi de la tête du cheval pour établir un système de proportions, dont il suffit ici de donner le principe fondamental.

La tête doit être comprise deux fois et demie dans

la longueur du corps, mesurées de la pointe de l'épaule à la pointe de la fesse, et deux fois et demie dans sa hauteur mesurée du sommet du garrot à terre.

Le cheval sera *trop long* ou *trop court* suivant qu'il s'écartera dans un sens ou dans un autre de ces mesures générales; — il sera trop élevé sur ses membres ou trop près de terre pour la même raison.

Mais on comprend que ces règles exactes pour le cheval de manége du temps de Bourgelat ne le soient plus pour les chevaux affectés et créés en vue de tel ou tel service; car il y a réellement des règles de proportions pour chaque conformation de cheval destiné spécialement à un emploi défini; ainsi le cheval de gros trait, lourd, ne peut pas être mesuré avec la même règle que le cheval de course, et réciproquement. Néanmoins il y a certaines lois générales qui peuvent être appliquées à tous. Ainsi un cheval court et près de terre aura des conditions de durée et de fond de beaucoup supérieures à celles du cheval long et juché haut sur ses membres, quel que soit le service auquel on les affecte.

Le garrot doit être sensiblement plus élevé que le sommet de la croupe; si la différence est trop grande, on dit le cheval *bas du derrière;* lorsque cette différence n'existe pas, le cheval est *bas du devant.*

Assez généralement, le sommet de l'épaule est de niveau avec celui de la croupe ; par conséquent, pour apprécier si la taille de l'avant-main est bien en rapport avec celle de l'arrière-main, on mesure la distance de ces deux points au sol.

La distance du coude au genou doit être la même que celle du genou à terre, et même la dépasser, parce que plus l'avant-bras est long, de même que la jambe, et plus il y a de terrain embrassé.

De même la distance du grasset à la pointe du jarret doit être la même que celle de ce point au sol.

Il faut que les membres soient en rapport avec la masse du corps qu'ils ont à supporter ; les membres *grêles* sont un grave défaut et indiquent peu de durée.

Des robes.

On entend par *robe*, l'ensemble des poils qui couvrent la peau de l'animal, et l'on dit, pour le distinguer par son pelage, qu'il a *telle robe* ou qu'il est sous *tel poil.*

On distingue les robes en 1° *simples*, c'est-à-dire qui n'offrent qu'une seule couleur; 2° *mélangées*, celles qui sont composées de deux ou trois couleurs combinées.

Robes simples. 1re division. *Une seule couleur, tête, corps, crins et jambes compris.*

Noir. Robe composée entièrement de poils noirs.	*mal teint.* *franc.*
Blanc. Poils blancs. . .	*mat* ou *de lait.* *sale.* *porcelaine* (avec reflet bleuâtre).
Alezan. Poil rouge et ses variétés de teintes.	*clair* (couleur jaune). *cerise* (couleur brique). *foncé.* *brûlé* (couleur de café brûlé).

— 2e division. *Une seule couleur sur le gros du corps avec les jambes et les crins noirs.*

Bai. Fond de la robe couleur alezan avec les crins et les extrémités noirs.	*clair.* *cerise.* *châtain.* *marron.* *brun.*
Isabelle. Fond de la robe couleur jaune clair avec crins, extrémités et *raie de mulet* noirs.	*clair.* *foncé.*

Souris. Fond de la robe couleur souris avec crins, extrémités, raie de mulet et souvent *zébrures* noirs. . . . . . . { *clair.* / *foncé.*

Robes mélangées. 3e division. *Réunion de deux couleurs de la première division.*

Gris. Mélanges de poils noirs et de poils blancs. (Dans les cinq premières variétés, les poils blancs et noirs sont mélangés uniformément ; — dans la sixième, les poils noirs forment des roses dont les poils blancs occupent le centre. — Dans les rouanés ou vineux, les poils noirs sont rougeâtres). { *clair.* / *foncé.* / *ardoisé.* / *rouané* ou *vineux.* / *de fer.* / *pommelé.*

Aubère. Mélanges de poils blancs et de poils alezan. . . . . . { *clair.* / *foncé.*

— 4e division. *Réunion des trois couleurs simples, blanc, noir et rouge.*

Rouan. (Le plus souvent les extrémités sont noires). . . . . . { *clair.* / *foncé.*

Particularités. Les particularités sont toutes les marques naturelles et accidentelles qui peuvent se rencontrer dans une partie de la robe ; elles sont de la plus grande utilité pour signaler les chevaux d'une manière précise.

REFLETS BRILLANTS. Blanc *argenté*, alezan ou bai

doré ou *cuivré*, bai *miroité* (reflets dessinant des sortes de pommelures), noir *jais*.

TACHES DE POILS. *Mouchetures*, petites taches noires, semées serrées, principalement sur le corps, au flanc et à la tête.

Truitures. Les mêmes taches formées par des poils rouges.

Charbonures Taches noires plus ou moins grandes isolées sur le corps.

Floconné. Les mêmes taches mais blanches.

Herminé. Petites taches noires comme une queue d'hermine, se remarquant principalement dans les balezanes.

Rubicans. Poils blancs semés rares sur un fond de robe alezan ou noir.

Balezanes. Taches blanches dans les robes baies, alezanes ou noires, occupant l'extrémité des membres. Suivant leur étendue, elles peuvent être : *traces de balezanes*, tache blanche occupant une partie de la couronne ; *principe de balezanes*, occupant toute la couronne ; *petite balezane*, occupant la couronne et le paturon ; *balezane chaussée*, montant jusqu'au milieu du canon ; *balezane haut-chaussée*, montant jusqu'au jarret ou au genou. Les *balezanes* peuvent être *herminées* et *bordées*, c'est-à-dire non franchement délimitées, mélangées sur les bords.

Marque en tête. Tache blanche au milieu du front, qui suivant son étendue est appelée : *quelques poils en tête, légère marque, pelotte, étoile, liste* (lorsque la tache descend sur le chanfrein, quelquefois jusqu'aux naseaux) — *belle face* (la tache embrasse presque tout le devant de la tête.) — la *marque en tête* peut être *bordée*.

Pie. Large tache blanche, occupant quelquefois le quart, la moitié du corps et même plus. Il y a des robes *pie-noires*, *pie-alezane*, *pie-bai*, et *pie-rouane*.

Marque de feu. Tache d'un jaune plus ou moins ardent, se remarquant sur les robes bai foncé, bai brunes, et rouanes, aux flancs, entre les fesses et au bout du nez; dans ce dernier cas, on dit *nez de renard*.

Raie de mulet. Ligne noire ou foncée le long de la colonne vertébrale.

Cape de maure. Tache noire embrassant toute la tête; se remarque dans les robes grises foncées.

Age du cheval.

Il est très-important de connaître l'âge du cheval, afin de pouvoir apprécier sa valeur ; et, sachant distinguer s'il est jeune ou vieux, on juge si l'animal est en état de supporter le travail, et quelle sera la durée de son service.

De toutes les parties du corps les *dents incisives* présentent dans un temps donné les marques les plus régulières; ce sont celles qui servent à déterminer l'âge.

Le cheval a quarante dents que l'on distingue en *incisives*, *crochets* et *molaires*.

Les *dents incisives* ou *de devant* sont au nombre de six à chaque mâchoire. Les deux du milieu portent le nom de *pinces* ; celles qui sont de chaque côté les *mitoyennes*; les deux dernières sont les *coins*.

Ce sont surtout les incisives inférieures que l'on examine pour apprécier l'âge.

Le poulain n'a pas de dents incisives au moment de la naissance; il met les deux pinces à l'âge de huit ou quinze jours; les mitoyennes à un mois et demi, et les coins à huit mois environ. Ces dents rasent (1) les premières à un an, les secondes à quinze mois, les troisièmes à dix-huit.

A deux ans et demi les pinces de lait tombent et sont remplacées par celles d'adultes à trois ans; à trois ans et demi les mitoyennes, et à quatre ans et demi les coins, cèdent également la place aux dents de remplacement.

A cinq ans et demi les pinces de la mâchoire inférieure ont rasé, et le bord postérieur des mitoyennes est au niveau de l'antérieur; à six ans et demi les mitoyennes ont rasé, et le bord antérieur des coins est fortement usé; à sept ans et demi, huit ans, les coins ont rasé.

Les crochets qui ordinairement n'existent que sur les mâles commencent à paraître vers trois ans, mais ces dents fournissent en général des signes de peu de valeur.

Les pinces de la mâchoire supérieure rasent vers neuf ans, les mitoyennes vers dix, et les coins vers onze. Ces caractères assignés par les anciens auteurs n'ont pas beaucoup d'exactitude.

(1) Toute dent incisive du cheval fraîche présente, sur sa table, une cavité noire qu'on appelle cornet dentaire ou *germe de fève*. Par l'usure les bords de cette cavité se nivellent avec son fond; quand le nivellement est complet, la dent est dite *rasée*.

Indépendamment de ces signes, les seuls que l'on possédât il n'y a pas encore bien longtemps, il y en a d'autres au moyen desquels on peut connaître l'âge presque jusqu'à la vieillesse. A mesure que les animaux vieillissent, les incisives deviennent plus étroites de droite à gauche et plus épaisses d'avant en arrière. A huit ans, les pinces sont déjà devenues ovales, et à neuf ans elles sont presque rondes, les mitoyennes ovales, et les coins rétrécis ; l'émail central de la dent est plus près du bord postérieur des dents que de l'antérieur. De dix à onze ans les mitoyennes et les coins s'arrondissent ; à onze ans l'émail central ne forme qu'un point peu visible près du bord postérieur ; à douze ans les incisives inférieures sont arrondies, et l'émail qui n'existe plus à la mâchoire inférieure est remplacé par l'étoile dentaire. A treize, quatorze, quinze, seize et dix-sept ans, les pinces, les mitoyennes, les coins inférieurs deviennent successivement triangulaires, et l'émail disparaît dans les mitoyennes et les coins supérieurs. Passé cette époque, il serait difficile de préciser l'âge des chevaux ; cependant de dix-huit à vingt-quatre, les incisives deviennent successivement très-étroites, allongées d'avant en arrière. A ces signes, ajoutons que la mâchoire inférieure devient horizontale, étroite, et le cercle incisif tout à fait déformé.

Après l'âge de huit à dix ans, la forme des dents est un guide bien plus sûr que les dispositions qu'affecte le reste du cornet dentaire externe.

Il se présente quelquefois des cas exceptionnels qui nuisent aux renseignements, tels que les dents usées irrégulièrement par les tics d'appui, par suite de l'inégalité de longueur des mâchoires, ou par suite d'une dureté exceptionnelle de la matière des dents (chevaux bégus); sans compter les ruses des maquignons, qui arrachent les dents de lait, pour faciliter la poussée des dents d'adultes et vieillir ainsi le cheval, ou qui refont sur des vieilles dents rasées le cornet dentaire disparu; ruses grossières auxquelles les gens experts ne se laissent pas prendre.

Des tares.

Sous le nom de *tare* on désigne les altérations chroniques osseuses ou molles des membres, principalement des articulations, qui surviennent par accident, excès de travail, ou à la suite d'une influence héréditaire. Les tares osseuses sont considérées comme se transmettant presqu'à coup sûr par la génération.

En donnant plus d'extension au mot *tare*, il exprime de plus les défauts d'aplomb, les défectuosités acquises, les cicatrices et les dépitations à la suite d'affections guéries, telles que les traces de sétons, de blessures aux genoux, les saignées multipliées, enfin tout ce qui est susceptible de diminuer la valeur intrinsèque de l'animal.

Les tares proprement dites sont distinguées en *dures* et en *molles*. Les TARES DURES sont des tumeurs osseuses qui se développent dans le voisinage des articulations et qui sont toujours les conséquences d'efforts, de tiraillements aux points d'attache des ligaments. Les coups portés sur l'os peuvent déterminer aussi des exostoses de même nature que les tares dures.

Quoique ces tumeurs soient toutes de même nature et qu'elles ne diffèrent entre elles que par leur volume et le siége qu'elles occupent, elles ont reçu des vieux hippiâtres des noms que l'on emploie encore dans le commerce des chevaux.

La *courbe* est la tare osseuse qui se développe à la partie supérieure du jarret, en dedans ou en dehors ou même aux deux endroits ensemble : alors elles se joignent, et le jarret est dit *cerclé*.

L'*éparvin calleux* est la tare osseuse qui se développe à la partie inférieure et interne du jarret. — (On appelle *éparvin sec* une flexion brusque et exagérée du jarret à chaque pas, et due le plus souvent à une usure intérieure de l'articulation.)

La *jarde* est une tumeur osseuse qui se développe à la partie inférieure et externe du jarret. — Lorsqu'elle est encore petite, elle prend le nom de *jardon*.

Les *suros* sont de petites tumeurs osseuses isolées ou agglomérées en chapelet, qui se développent le long du canon en dehors ou en dedans.

Les *formes* sont toutes les tumeurs osseuses qui croissent dans le voisinage du pied, le plus souvent au-dessus des talons.

Les TARES MOLLES se remarquent aussi dans le voisinage des jointures et sont ordinairement la conséquence de la fatigue de celles-ci ou même de leur maladie.

Les *molettes* sont celles qui surviennent de chaque côté et au-dessus du boulet entre le tendon et l'os. Elles sont *simples* quand il n'y en a que d'un seul côté, et *chevillées* quand on perçoit des deux côtés du tendon la sensation d'un liquide contenu dans une bourse plus ou moins tendue.

Le *vésigon* est la tumeur molle développée dans le vide du jarret. Comme les molettes, les vésigons peuvent être simples ou chevillés.

Le *capelet* est une tumeur molle mobile située sur la pointe du jarret. — Souvent ce n'est qu'un empâtement causé par des contusions.

Toutes les autres tares n'ont point reçu de nom particulier. Les tumeurs dures, osseuses, autres que celles que nous avons nommées, reçoivent le nom général d'*exostoses;* les tumeurs molles, celui de *bourses synoviales*, *hystes*.

Vices rédhibitoires.

On appelle *vice rédhibitoire* toute affection dont un cheval est atteint, et qui, constatée judiciairement dans un délai déterminé par une loi spéciale, entraîne la résiliation de la vente ou de l'échange dont cet animal peut avoir été l'objet.

La loi spéciale qui régit le commerce des animaux domestiques et qui a remplacé les usages très-variés qui existaient encore dans les anciennes provinces ; a été promulguée le 20 mai 1838 et comprend les huit articles suivants.

ART. 1er.

Sont réputés vices rédhibitoires, et donneront seuls ouverture à l'action résultant de l'art. 1641 du code civil, dans les ventes et échanges des animaux ci-dessous dénommés, sans distinction des localités où les ventes et échanges auront eu lieu, les maladies ou défauts ci-après, savoir :

Pour le cheval, l'âne et le mulet.

La fluxion périodique des yeux,
L'épilepsie ou mal caduc,
La morve.
Le farcin,
Les maladies anciennes de poitrine ou vieilles courbatures,
L'immobilité,
La pousse,
Le cornage chronique,
Le tic sans usure de dents,

Les hernies inguinales intermittentes.

La boiterie intermittente pour cause de vieux mal.

Pour l'espèce bovine.

La phthisie pulmonaire ou pommelière,

L'épilepsie ou mal caduc,

Les suites de la non-délivrance, } après le départ chez le vendeur.

Le renversement du vagin ou de l'utérus, } après le départ chez le vendeur.

Pour l'espèce ovine.

La clavelée; cette maladie reconnue chez un seul animal entraînera la rédhibition de tout le troupeau.

La rédhibition n'aura lieu que si le troupeau porte la marque du vendeur.

Le sang de rate; cette maladie n'entraînera la rédhibition du troupeau qu'autant que, dans le délai de la garantie, sa perte constatée s'élèvera au quinzième au moins des animaux achetés.

Dans ce dernier cas, la rédhibition n'aura lieu également que si le troupeau porte la marque du vendeur.

ART. 2.

L'action en réduction de prix autorisé par l'art.

1644 du code civil ne pourra être exercée dans les ventes et échanges d'animaux énoncés en l'art. 1er ci-dessus.

ART. 3.

Les délais pour intenter l'action rédhibitoire sera, non compris le jour fixé pour la livraison :

De trente jours pour le cas de fluxion périodique des yeux et d'épilepsie ou mal caduc,

De neuf jours pour tous les autres cas.

ART. 4.

Si la livraison de l'animal a été effectuée, ou s'il a été conduit dans les délais ci-dessus, hors du lieu du domicile du vendeur, les délais seront augmentés d'un jour par cinq myriamètres de distance du domicile du vendeur au lieu où l'animal se trouve.

ART. 5.

Dans tous les cas, l'acheteur, à peine d'être non-recevable, sera tenu de provoquer dans les délais de l'art. 3 la nomination d'experts chargés de dresser procès-verbal ; la requête sera présentée au juge de paix du lieu où se trouve l'animal.

Ce juge nommera immédiatement, suivant l'exigence des cas, un ou trois experts, qui devront opérer dans le plus bref délai.

ART. 6.

La demande sera dispensée des préliminaires de conciliation, et l'affaire instruite et jugée comme matière sommaire.

ART. 7.

Si pendant la durée des délais, fixés par l'art. 3, l'animal vient à périr, le vendeur ne sera pas tenu de la garantie, à moins que l'acheteur ne prouve que la perte de l'animal provient d'une des maladies spécifiées dans l'art. 1er.

ART. 8.

Le vendeur sera dispensé de la garantie résultant de la morve et du farcin pour le cheval, l'âne et le mulet, et de la clavelée pour l'espèce ovine, s'il prouve que l'animal, depuis sa livraison, a été mis en contact avec des animaux atteints de ces maladies.

Pour la description des caractères des maladies ou

vices rédhibitoires, nous renvoyons au chapitre des maladies du cheval où elle se trouve. — Quant aux mesures à prendre, quand un acheteur soupçonne que sa nouvelle acquisition est atteinte d'un de ces vices, nous l'engageons fortement à consulter d'abord un vétérinaire, et à ne pas oublier que les vétérinaires diplômés sont seuls susceptibles d'être nommés experts; — et si le temps presse et que l'expiration du délai soit imminente, l'acheteur s'adressera au juge de paix afin de faire nommer les experts, *en même temps il fera assigner son vendeur* près du tribunal de commerce s'il est marchand, ou près du tribunal de première instance s'il est propriétaire. — Le reste est l'affaire des experts et du tribunal.

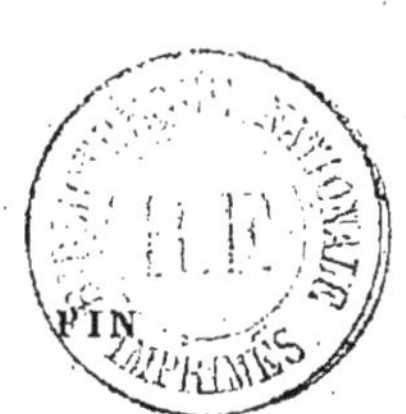

TABLE

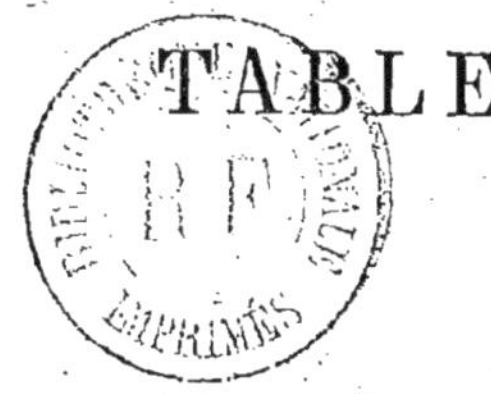

AVANT-PROPOS. 5

CHAPITRE I. **La poulinière.** — Saillie, Conception, Grossesse — Accouchement ou parturition. . 9

CHAPITRE II. **Le poulain.** — Maladies des poulains — Castration des poulains. . . . 30

CHAPITRE III. **Le cheval de service.** — Logement — Aliments — Pansage — Ferrure — Soins des chevaux qui travaillent — Maladies. 54

CHAPITRE IV. **Choix du cheval à l'achat.** — Parties extérieures du cheval — Des aplombs — Des proportions — Des robes — Age du cheval — Des tares — Vices rédhibitoires. 138

— Lille. Typ. J. Lefort. 1877 —

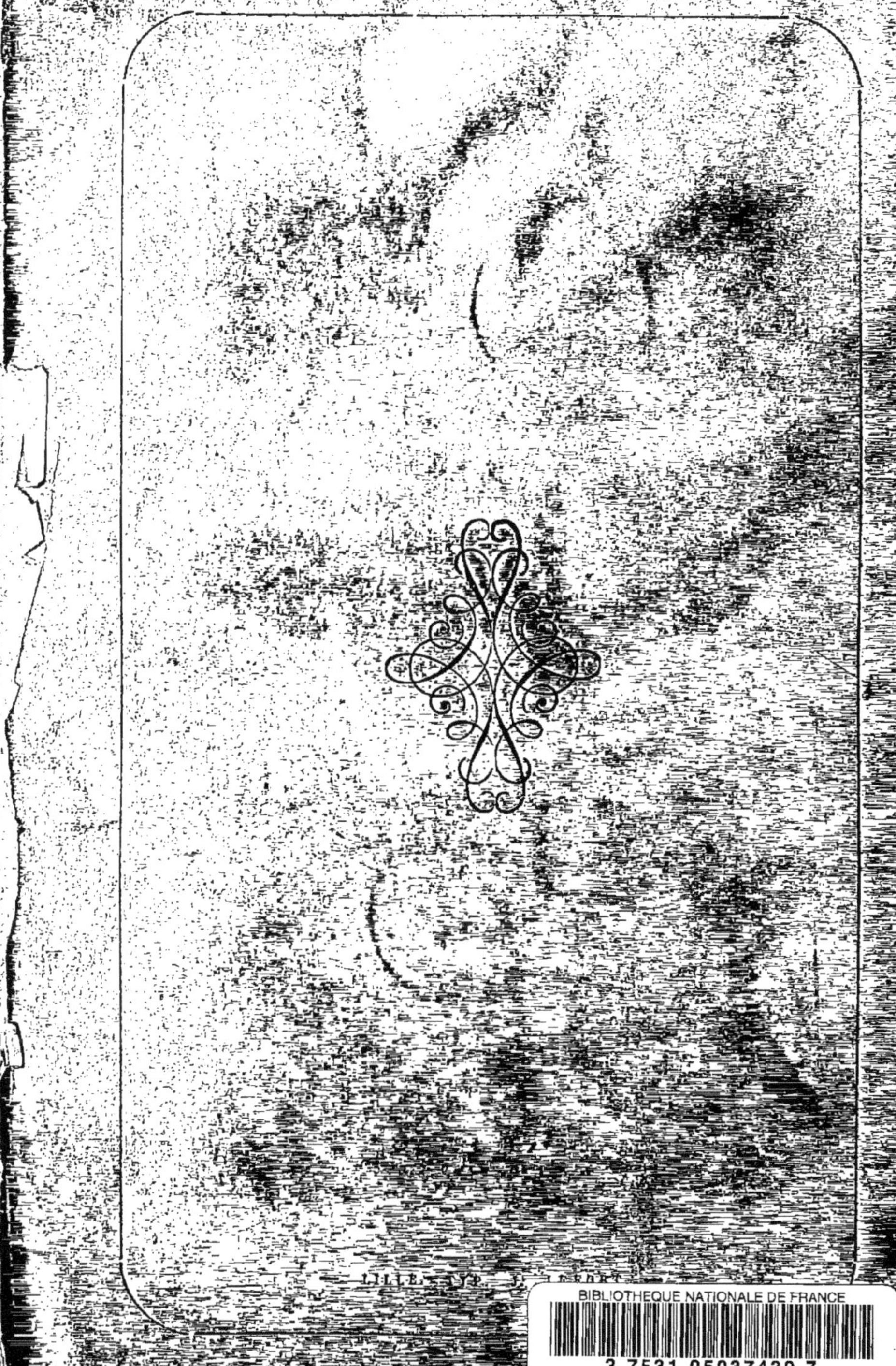

www.ingramcontent.com/pod-product-compliance
Ingram Content Group UK Ltd.
Pitfield, Milton Keynes, MK11 3LW, UK
UKHW020330230726
13925UKWH00002B/714

9 782019 226947